© NUTRIMONT/ARTULEN NEDERLAND B.V. 1997
Waalreseweg 17
5554 HA Valkenswaard
Foodstyling en fotografie: Studio Hans Abel, Bergschenhoek
Tekeningen: Cees Heuvel, Amsterdam
Grafische vormgeving: Teo van Gerwen-Design, Leende

NUGI: 755
ISBN: 90-75720-07-6

Alle rechten voorbehouden. Niets uit deze uitgave mag worden verveelvoudigd, opgeslagen in een geautomatiseerd gegevensbestand, of openbaar gemaakt, in enige vorm of op enige wijze, hetzij elektronisch, mechanisch, door fotokopieën zonder schriftelijke toestemming van de uitgever. Voor zover het maken van kopieën uit deze uitgave is toegestaan op grond van artikel 16B Auteurswet 1912 j° het besluit van 20 juni 1974, St.b. 351, zoals gewijzigd bij Besluit van 23 augustus 1985, St.b. 471 en artikel 17 Auteurswet 1912, dient men de daarvoor wettelijk verschuldigde vergoedingen te voldoen aan de Stichting Reprorecht (Postbus 882, 1180 AW Amstelveen).
Voor het overnemen van gedeelte(n) uit deze uitgave in bloemlezingen, readers en andere compilatiewerken (artikel 16 Auteurswet 1912) dient men zich tot de uitgever te wenden. (10-97)

RIA TUMMERS

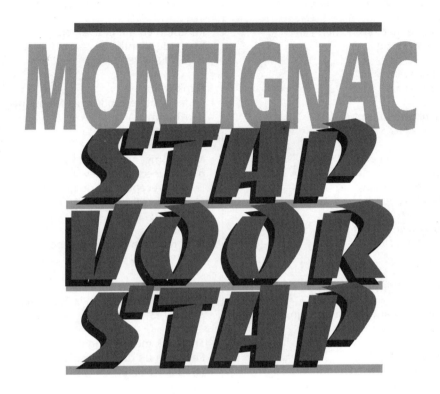
MONTIGNAC
STAP VOOR STAP

DE EERSTE ZES WEKEN

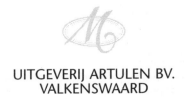

UITGEVERIJ ARTULEN BV.
VALKENSWAARD

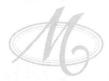

VAN MICHEL MONTIGNAC VERSCHENEN IN NEDERLAND DE VOLGENDE BOEKEN:

De methode wordt uiteengezet in:

Slank worden met zakendiners
ISBN: 90 800 786 7 0

Ik ben slank want ik eet
ISBN: 90 800 786 6 2

Ik ben slank want ik eet *(video)*
ISBN: 90 75720 02 5

Zij is slank want zij eet!
De Methode Montignac
speciaal voor de vrouw
ISBN: 90 800 786 9 7

Ik blijf jong, want ik eet beter
ISBN: 90 75720 04 1

Nog meer met Montignac:

Ik ben gezond want ik drink... Wijn, elke dag
ISBN: 90 75720 03 3

Montignac van A tot Z,
de Dictionaire van de Methode
ISBN: 90 800786 8 9

De volgende receptenboeken:

Recepten en menu's volgens de
Methode Montignac
ISBN: 90 800 786 5 4

Slank & Snel,
de fast cuisine van Michel Montignac
(Ria Tummers)
ISBN: 90 75720 01 7

Monter met Montignac ...
ook bij voedselovergevoeligheid
Lekkere recepten uit de natuurvoedingswinkel
(Anja Anker-Borst)
ISBN: 90 75720 04 X

Mijn recepten uit de Provence
ISBN: 90 75720 06 8

Montignac, stap voor stap
De eerste zes weken (Ria Tummers)
ISBN: 90 75720 07 6

Smakelijk met Montignac
Recepten uit de Vlaamse keuken
(Nathalie Seliffet)
ISBN: 90 75720 08 4

Algemene informatie over methode, boeken en Belgische of Nederlandse Montignacclub op Internet: http://www.montignac.com

Frankrijk:
Comment maigrir en faisant des repas d'affaires
Mettez un turbo dans votre assiette
Je mange donc je maigris
Recettes et Menus Montignac (I et II)
La méthode Montignac, spécial Femme
Montignac de A à Z, le dictionnaire
Restez jeune en mangeant mieux

Finland:
Syön hyvin ja siksi laihdun

U.K.:
Dine out and lose weight
Eat yourself slim
Recipes and menu's
The Montignac Method Special for Women

Italië:
Mangio dunque dimagrisco
Come dimagrire facendo pranza d'affari

Spanje:
Como adelgazar en comidas de negocios
Comer para adelgazar
Recetes Montignac

Duitsland:
Essen gehen und dabei abnehmen
Ich esse um ab zu nehmen
Montignac Rezepte und Menüs
Gesund mit Schokolade
Ich trinke Jeden Tag Wein um gesund zu bleiben

Voor de levensmiddelen van Michel Montignac: zie achterin dit boek.

Voor vragen over de methode kunt U zich wenden tot:
'Vereniging ter bevordering van de methode Montignac in België' Telefoon (0)14 61 39 55 Postbus 2 B-2350 Vosselaar
Of **Montignac Club Nederland** Waalreseweg 17 5554 HA Valkenswaard Telefoon 040 - 20 89 261 Fax 040 - 20 30 358

INHOUD

Inleiding	7
EEN PROEF	**9**
Montignac in vogelvlucht	12
Voordelen van de Methode Montignac	17
Vóór u met de Methode Montignac begint	19
Algemeen	19
De maaltijden	20
Het gebruik van bepaalde producten	21
De voorraad	25
Boodschappen doen	27
Bereidingstechnieken en kookmateriaal	29
(Voor)bereidingstechnieken	29
Kookmateriaal & gereedschap	33
MONTIGNAC VAN WEEK TOT WEEK	**35**
Overzicht van de warme maaltijden in fase I	35
Recepten uit eigen voorraad	38
De recepten	46
Leeswijzer	46
Week 1	47
Week 2	81
Week 3	117
Week 4	145
Week 5	175
Week 6	209
OP NAAR FASE II	**239**
Bijlage: werkbladen / hulpmiddelen	247
Index	253

INLEIDING

Honderdduizenden toepassers van de Methode Montignac hebben al aan den lijve ondervonden wat de gevolgen zijn van de Montignacleefwijze: je voelt je actief en vitaal, je verliest snel (en duurzaam) lastige kilo's overgewicht. En dit alles terwijl je volop kunt genieten van lekker eten en drinken.
De Methode Montignac is géén dieet maar een leefwijze!
Het gescheiden eten van goede koolhydraten en goede vetten (fase I) heeft een regulerende functie op de insulineproductie. Daardoor verloopt de opname van koolhydraten uit het voedsel op de juiste wijze en wordt de kans op het opslaan van reservevet aanzienlijk verkleind.

Er zijn inmiddels al heel wat boeken waarin de principes van de Methode Montignac worden beschreven en ook zijn er diverse receptenboeken (zie de lijst voor in dit boek).

Maar in de praktijk blijkt dat een moeilijkheid bij het toepassen van de Methode Montignac schuilt in het anders beoordelen van voedsel. In de Methode Montignac wordt voedsel niet beoordeeld op de energetische waarde, maar op de samenstelling. Het overbekende calorieën of kilojoules tellen is overbodig geworden. Daarvoor in de plaats moet u denken in termen van koolhydraten, eiwitten en vetten.
Het consequent toepassen van dit andere denken vraagt aanpassing en soms inspanning.
Dit boek is een handleiding in de vorm van een dagboek, waarin het eetpatroon voor de eerste zes weken volgens de Methode Montignac stap voor stap wordt beschreven.
Een aantal *proef*personen hebben dit dagboek in de praktijk toegepast.
Alle maaltijden, ook het ontbijt en de lunch zijn concreet uitgewerkt.

Tussendoor worden de diverse keuzes verantwoord op basis van de uitgangspunten, zodat u regelmatig herinnerd wordt aan het hoe en waarom van die keuze.

Met behulp van dit boek wordt u 'stap voor stap' ingevoerd in de Methode Montignac. Als het boek 'uit' is, bent u niet alleen al een heel eind op weg naar het streefgewicht, u bent dan goed geïnformeerd over de methode en ingewerkt voor wat betreft de praktische toepassing. Het bereiken van het streefgewicht is dan alleen nog maar een kwestie van lekker dooreten en gezonde keuzes maken op basis van wat u dan al weet.

Ook is er in dit boek ruimte voor uw persoonlijke ervaringen en resultaten. Op diverse pagina's kunt u uw aantekeningen hieromtrent kwijt.

De bruikbaarheid van de aanwijzingen en recepten in dit dagboek is door een aantal culinaire proefpersonen zes weken lang getest.
Daarvoor ben ik Carien en Jan, Leny en Renee en Monica en Henk zeer erkentelijk.
De beloning daarvoor was dat ze niet alleen zijn afgevallen, maar ook aan gezondheid, vitaliteit en conditie hebben gewonnen.

EEN PROEF

Vele vragen rondom de praktische toepassing van de Methode Montignac waren de directe aanleiding voor het schrijven van dit boek.
In het begin vraagt het nieuwe eetritme en het samenstellen van de verschillende maaltijden extra inspanning en aandacht. Dit geldt met name voor het ontbijt en de lunch.
Mijn suggesties en ideeën heb ik op kleine schaal uitgeprobeerd met 'niet ingewijde Montignaccers'.

De proefgroep

De proefgroep kwam min of meer spontaan tot stand.
In eigen kring wilden twee mensen beginnen met de methode en bekenden van familieleden hadden datzelfde plan.
Zo ontstond er een groep van 6 personen: 3 mannen en 3 vrouwen, in de leeftijd van 44 tot 53 jaar. Ze wilden tussen de 4 en de 8 kilo afvallen en hoopten dat in 2-3 maanden te bereiken.
De proefpersonen haddden gehoord van de Methode Montignac en waren min of meer besloten deze te gaan uitproberen.
Hun belangrijkste motief was: afvallen.

Opzet en verloop van de proef

Ik heb de proefpersonen telefonisch gevraagd om hun medewerking.
De tryout liep van half november tot eind december 1996 (dus inclusief de "moeilijke" decembermaand).
Per week kregen de proefpersonen de recepten met aanwijzingen en de bijbehorende informatie over de theorie toegestuurd.
Na de eerste week was er telefonisch contact om na te gaan of er vragen of onduidelijkheden waren t.a.v. de 'theorie' en praktische toepassing.
Ook tussendoor is er nog enkele malen telefonisch contact geweest. Deze gesprekken gingen zowel over het persoonlijk welbevinden en het resultaat (afvallen) als over praktische zaken, zoals wat je wel en niet kunt eten en het soort maaltijd waarbij bepaalde voedingsmiddelen hoorden.
In de loop van januari heb ik met iedereen een afsluitend interview gehouden, waaruit ik de volgende conclusies kon trekken:

EEN PROEF

PERSOONLIJKE RESULTATEN

• Alle personen zijn in die zes weken afgevallen: één proefpersoon 2 kilo, de anderen tussen de 4 en de 5 kilo. Dit gewichtsverlies verliep geleidelijk.

• Na twee weken had iedereen het idee dat het algemeen welbevinden er flink op vooruit was gegaan. In het begin hadden sommigen wel eens last van lichte hoofdpijn of duizeligheid. Niemand had tussendoor honger. Daarna voelde men zich energiek en actief: 'Dat alleen al is de moeite waard!'

• Reacties uit de omgeving, op het uiterlijk, waren zeer positief op dit toch niet zo groot, maar blijkbaar goed zichtbaar gewichtsverlies. De veranderingen waren vooral in termen van: 'Wat zie je er goed uit!','Ben je afgevallen?', 'Ben je op vakantie geweest?'

• Ook keek de omgeving met enig verbazen naar de nieuwe eetgewoonten, met name naar het lunchpakket: 'Ik dacht dat je op dieet was!' Nee dus! Die verbazing had niet alleen betrekking op de aard van het eten maar ook op de relatief grote hoeveelheden.

• Als verandering in het eetpatroon geven 4 proefpersonen aan dat ze weer ontbijten. De meesten aten tot dan alleen fruit 's morgens, maar zijn nu weer overgegaan op echte maagvulling, in de vorm van brood of zuivel met ontbijtgranen. Zo'n ontbijt beviel heel goed. 'Je voelt je energiek en voldaan en houdt het gemakkelijk vol tot de lunch'. Men is ook méér gaan eten. Fruit eten gebeurt nu een half uur vóór de (koolhydraat)maaltijd in plaats van na de maaltijd. Men is niet minder fruit gaan eten. Het weglaten van de suiker en het snoep werd als verandering gemeld, maar niemand vond dat een bezwaar. Het zich fit en energiek voelen schreef men meestal spontaan daaraan toe.

ALGEMENE PROEF-ERVARINGEN

• De aanwijzingen zoals die in het boek worden gegeven, zijn niet altijd gevolgd. Hoewel men blij was met de adviezen voor het ontbijt en de lunch heeft men deze maar kort uitgevoerd. Na een paar keer had iedereen zijn eigen oplossing gekozen, althans door de week. In het weekend nam men wel de tijd voor de luxere en ook wat tijdrovender suggesties. Voor het diner week men af als men buitenshuis at. Ook had men wel eens geen trek in het voorgestelde menu, of vond men het op dat moment te bewerkelijk.

• Om voldoende afwisseling tussen koolhydraat- en vetmaaltijden te bereiken at men vaak als ontbijt en lunch een koolhydraatmaaltijd. De warme maaltijd was meestal een vetmaaltijd en om meer dan alleen praktische redenen. Een warme maaltijd zonder vet (olie, vlees en/of kaas) vond men min-

der een maaltijd, ook ervoer men het als moeilijker om een dergelijke maaltijd lekker te maken. Dit is waarschijnlijk een kwestie van wennen; degenen die de koolhydraatmaaltijden wel probeerden waren daarna zeer enthousiast.
• Het denken over eten in termen van koolhydraten en vetten verliep vlot en gemakkelijk. Af en toe was er wel verbazing over de aangegeven hoeveelheden en soms had men daarover 'schuldgevoelens': 'dat kan ik toch niet allemaal eten, ik ben toch aan het lijnen'.
• Meer energie kostte het afleren van gewoontes: géén bier, sherry en geen borrels meer drinken. Het aanleren van een alternatief: 'het drinken van een goed glas wijn' daarentegen was een 'makkie'.
• Het consequent toepassen van de Methode Montignac in gezelschap tijdens de (december)feestdagen was niet altijd gelukt. Toch was men in januari weer even streng naar fase I gegaan, met als gevolg dat de lichte toename in gewicht binnen een paar dagen weer ongedaan was gemaakt.
• Geen van de proefpersonen denkt erover om te stoppen. Behalve dat het lekker is en als heel gezond wordt ervaren heeft de maaltijd weer een positieve betekenis. 'In plaats van schuldgevoel of stress zit je nu met een glaasje wijn te genieten van uitdagende en spannende gerechten'.

OVER: MONTIGNAC STAP VOOR STAP

De proefpersonen waren unaniem enthousiast over de recepten: 'Ze zijn smakelijk, vaak verrassend, goed uitvoerbaar en kosten zeker niet meer tijd dan normaal'.
De informatie over de methode en de aanwijzingen voor de praktische toepassing tussendoor worden als helder en 'to the point' ervaren.

De opmerkingen en aanvullingen van de proefpersonen heb ik zorgvuldig verwerkt in de definitieve teksten.

Terwille van het overzicht en de duidelijkheid zijn de recepten gescheiden van de informatie en aanwijzingen.
De recepten staan (op een enkele uitzondering na) altijd op de rechterpagina en op de linkerpagina staan aanwijzingen, informatie en/of illustraties.

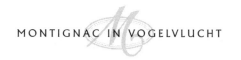

MONTIGNAC IN VOGELVLUCHT

We gaan er van uit dat u enigszins bekend bent met de basisprincipes van Montignac.
Als dat niet zo is, lees dan eerst een boek van Michel Montignac[1] waarin de Methode Montignac uitvoerig beschreven wordt.
Hier geven we een samenvatting van de uitgangspunten, toegespitst op de toepassing.

GLYCEMISCHE INDEX (G.I.) versus ENERGETISCHE WAARDE

Voedingsmiddelen worden niet beoordeeld op de **energetische waarde** (kilojoules/calorieën) van voedingsmiddelen maar op de **samenstelling**.
Elk voedingsmiddel bestaat uit diverse voedingsstoffen: de macro- en micronutriënten. Koolhydraten, vetten en eiwitten zijn *macro-nutriënten*, vitamines, mineralen en sporenelementen rekenen we tot de *micro-nutriënten*.

Door het eten van koolhydraten verandert c.q. stijgt de bloedsuikerspiegel.
De **glycemische index** (G.I.) is een maat voor de mate, waarin een koolhydraat in staat is, de bloedsuikerspiegel te beïnvloeden c.q. te verhogen.

In fase 1 (de afslankfase), worden **vetten** en **goede koolhydraten** strikt gescheiden gegeten. Het is dus belangrijk dat u weet welke voedingsmiddelen tot de koolhydraten behoren en welke tot de vetten. In fase II kunnen (goede) koolhydraten en vetten -afhankelijk van de persoon- weer samen gegeten worden.
Eiwit, een andere belangrijke voedingsstof die we voor onze gezondheid nodig hebben, komt in beide groepen voedingsmiddelen voor. Bij het scheiden van vetten en koolhydraten houden we in de Methode Montignac dáár geen rekening mee.
Als u voldoende en gevarieerd eet krijgt u voldoende eiwitten binnen.

Goede en slechte koolhydraten

Bij de koolhydraten wordt onderscheid gemaakt in **goede** en **slechte koolhydraten**. Deze beoordelende termen hebben betrekking op de **glycemische waarde** van die voedingsmiddelen.

---

(1) Bijvoorbeeld: *'Ik ben slank, want ik eet'* of *'Zij is slank, want zij eet'*.
Meer gegevens over deze boeken vindt u vóór in dit boek.

MONTIGNAC IN VOGELVLUCHT

In het overzicht hierna zijn de koolhydraten op basis van de glycemische index ingedeeld in goede en slechte koolhydraten.

SLECHTE KOOLHYDRATEN (G.I. > 50)		GOEDE KOOLHYDRATEN (G.I. < 50)	
maltose (bier)	110	bruinbrood	50
glucose	100		
		zilvervliesrijst	50
aardappel in de oven	95	doperwtjes (vers)	50
witbrood	90	volkoren ontbijtgranen	
aardappelpuree	90	(zonder suiker)	50
honing	90		
		havervlokken	40
worteltjes (gekookt)	85	vers vruchtensap	40
cornflakes / Pop corn	85	bruin roggebrood	40
tuinbonen	80	'bruine' pasta's	40
		bruine bonen	40
pompoen	75	waterijs	
suiker (sacharose)	75	(zonder suiker)	40
stokbrood	70		
ontbijtgranen		volkorenbrood (grof)	35
(geraffineerd met suiker)	70	melkprodukten	35
consumptie-ijs	70	erwten (diepvries)	35
candy-bars	70	rauwe wortels	35
gekookte aardappelen	70		
koekjes	70	witte bonen	30
witte rijst	70	linzen	30
maïs	70	grauwe (kikker)erwten	30
		volkorenpasta's	30
gedroogde vruchten	65	vers fruit	30
aardappel in de schil	65	100% suikervrije jam	30
bruin brood	65		
biet	65	bittere chocolade	
banaan, meloen	65	(> 70% cacaomassa)	22
jam	65	fructose	20
'witte' pasta	55		
		soja	15
		pinda's	15
		groenten:	
		tomaat, sla, komkommer,	
		champignons, selderij,	
		boontjes, peultjes, etc.	<15

13

Koolhydraten met een **hoge** glycemische waarde doen de bloedsuikerspiegel veel meer stijgen (zie Grafiek A, hieronder), waardoor de alvleesklier onnodig veel insuline produceert. Met behulp van deze insuline wordt onder andere reservevet opgeslagen.

Koolhydraten met een **lage** glycemische waarde zijn in het algemeen vezelrijk, hierdoor stijgt de bloedsuikerspiegel minder (zie Grafiek B, hieronder). De alvleesklier maakt daardoor minder insuline aan.

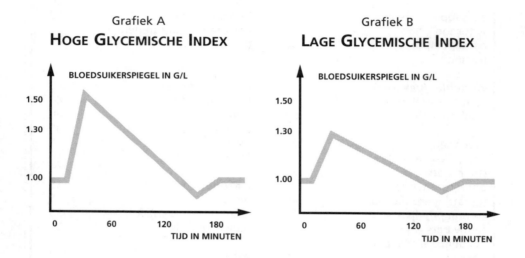

De glycemische index van een bepaald voedingsmiddel staat niet helemaal vast. Verschillende groei- of productiewijze of een andere bereidingswijze, kunnen de glycemische waarde van een voedingsmiddel (negatief) beïnvloeden.
Als regel kan men wel stellen dat door voorbewerken en raffineren de glycemische index van voedingsmiddelen verhoogd wordt.

Montignac adviseert om alleen koolhydraten te eten met een lage glycemische index (<50): verse groenten, fruit, magere zuivel, peulvruchten en ongeraffineerde producten als volkorenbrood, volkorenpasta en pasta's van harde graansoorten en zilvervliesrijst.
Koolhydraten met een hoge glycemische index moet u in fase I niet eten en in fase II maar zelden.
Voorbeelden van slechte koolhydraten zijn: suikers (uitgezonderd fructose), aardappelen, maïs, bieten, gekookte wortels, witbrood, witte rijst en -pasta.

MONTIGNAC IN VOGELVLUCHT

Goede en slechte vetten

Ook de vetten worden onderscheiden in **goede** en **slechte vetten**.
Goede vetten zijn vetten die een gezonde bijdrage leveren aan onze energiehuishouding. Dat zijn in het algemeen plantaardige oliën (meestal met meervoudig onverzadigde vetzuren): soja-, zonnebloem- en arachide-olie.
Olijfolie neemt hierbij een bijzondere plaats in. Olijfolie bevat enkelvoudig verzadigde vetzuren, verlaagt het slechte cholesterol en verhoogt het goede cholesterol. In veel onderzoeken naar voedingsgewoonten is inmiddels aangetoond dat bij volkeren die eten volgens het 'mediterrane dieet' veel minder hart- en vaatziekten voorkomen. Als verklaring hiervoor worden het veelvuldig en regelmatig gebruik van olijfolie en wijn én de vezelrijkheid van dat eetpatroon gegeven.
Het vet in gevogelte (kip-, kalkoenfilet) beïnvloedt het cholesterol niet. Vette vis heeft een gunstige invloed op het cholesterol.
Slechte vetten zijn vetten die een negatieve invloed hebben op onze gezondheid, met name op het cholesterol. Het gaat dan veelal om dierlijke vetten in vlees, vleeswaren en volle zuivel.

Eieren en *kaas* vormen hierop weer een uitzondering.
Eieren bevatten veel lecithine dat de opname van vetten verhindert. Kaas bevat, behalve vet, relatief ook veel calcium, vitamine A en eiwitten. De calcium vormt met verzadigde vetzuren onoplosbare zouten, die nauwelijks worden opgenomen.

Indeling in fasen

De Methode Montignac bestaat uit 2 fasen:
Fase 1 de afslankfase waarin u het streefgewicht wilt bereiken.
In deze fase worden de principes strikt en uiterst consequent toegepast.
In **fase II**, wanneer het streefgewicht bereikt is, past u de uitgangspunten globaal en met een zekere soepelheid toe.

Drie maaltijden per dag

Sla geen maaltijden over. Houd bij het plannen van de maaltijden in fase I rekening met de verschillende tijden die bepaalde voedingsmiddelen nodig hebben om de maag te passeren.
Een **koolhydraatmaaltijd** heeft tenminste **drie uur** nodig om de maag te passeren. Voor een **vetmaaltijd** is dat **vier uur.**
Dat betekent dat u in fase I na een **koolhydraatontbijt** tenminste **drie uur** moet wachten voordat u een vetlunch kunt eten.
Na een **vetmaaltijd** moet u tenminste **vier uur** wachten voor u een koolhydraatmaaltijd eet.

Voor het eten van **fruit** gelden bepaalde spelregels.
Vers fruit is een goede koolhydraat met veel vezels die het best 'werkt' op een lege maag.
Vruchten en vruchtensap hebben tenminste 20 minuten nodig om de maag te passeren.
De beste tijd om fruit te eten is dan ook 's ochtends voor een koolhydraat-ontbijt of een half uur voor een koolhydraatlunch of 's avonds tenminste vier uur na de vetmaaltijd.
In fase I wordt het afgeraden om voor een vetmaaltijd vruchten of vruchtensap te eten of te drinken. De suikers in het fruit verhogen de bloedsuikerspiegel, die op zijn beurt de insulineproductie weer stimuleert. Met als gevolg mogelijke opslag van reservevet uit een eventueel volgende vetmaaltijd.

VOORDELEN VAN DE METHODE MONTIGNAC

De Methode Montignac staat niet voor alweer een nieuw dieet, het is een leefstijl.
Een leefstijl die -op de juiste manier toegepast- de volgende voordelen biedt:

Snel het streefgewicht bereiken en op gewicht blijven

Veel mensen beginnen met de Methode Montignac omdat ze snel willen afvallen.
Dat lukt over het algemeen heel aardig.
Een onderzoek door Intromart begin 1997 rapporteerde de volgende resultaten:
De eerste 2 maanden (fase I) vallen vrouwen gemiddeld 6,2 kg af (gemiddeld begingewicht 76 kg) en mannen 8,2 kg (gemiddeld begingewicht 90).
In sommige gevallen gaat het gewichtsverlies in fase II nog door.
Daarna is het de kunst om dit streefgewicht te houden, ook dat lukt met de Methode Montignac relatief veel mensen.

Welvaartsziekten voorkomen

Er is ook een groeiend aantal mensen die de Methode Montignac toepassen omdat ze gezond willen leven
Het eten van **goede** koolhydraten met veel vezels, vitaminen en mineralen en **gezonde** vetten dragen bij aan een gezond voedingspatroon en goede spijsvertering. De aanbevolen voedingsmiddelen spelen een preventieve rol bij het voorkomen van welvaartsziekten, zoals hart- en vaatziekten, diabetes op oudere leeftijd en bepaalde vormen van kanker.

Een betere conditie opbouwen

Niet alleen het gewichtsverlies, maar ook de andere manier van eten zorgt ervoor dat men zich energiek en actief voelt. Een goede spijsvertering speelt hierbij een belangrijke rol. Bij veel mensen stimuleert dat ook weer de behoefte aan lichamelijke activiteit en sport, waardoor de conditie verder verbeterd wordt.

VOORDELEN VAN DE METHODE MONTIGNAC

Gastronomische genoegens

Lekker en gezond eten en niet dik worden is voor veel dikkerds een wensdroom die met de Methode Montignac te realiseren is.
Eten volgens de Methode Montignac betekent zeer smakelijk eten en toch op gewicht blijven. Een heel prettige bijkomstigheid is dat u niet alleen heel lekker, maar ook genoeg kunt eten en 'ongestraft' van een glas wijn kunt genieten.

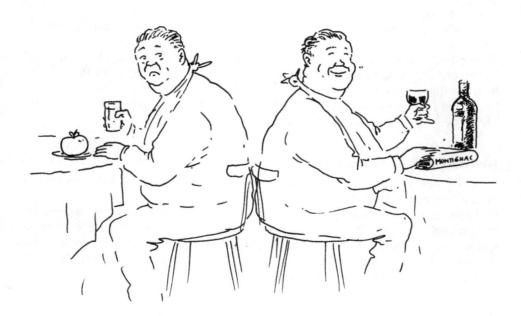

VOOR U MET DE METHODE MONTIGNAC BEGINT

ALGEMEEN

Voor veel mensen heeft de overstap naar de Methode Montignac een aantal ingrijpende, soms ook moeilijk te begrijpen consequenties voor het dagelijkse eetpatroon:
- *geen* calorieën tellen, maar -naar hartelust- goede koolhydraten en goede vetten -in fase I- gescheiden eten
- *geen* (verborgen) suiker, geen aardappels, geen bieten, mais, gekookte wortel, geen witbrood, witte rijst en andere geraffineerde producten meer eten
- *geen* bier en/of sterke drank drinken, ook geen lightdrankjes, deze bevatten weliswaar *minder* suiker, maar toch nog *teveel*
- *wel* genoeg eten en nooit meer een hongergevoel
- *wel* chocolade (cacaomassa >70%) in fase II eten en wijn drinken... elke dag
- *wel* kaas, vleeswaren maar -in fase I- zonder brood

Het lijkt tegenstrijdig maar toch, het werkt!
Het afleren van bepaalde gewoonten en het schrappen van bepaalde voedingsmiddelen valt in de praktijk wel mee. De meest verstokte zoetekauwen en bierdrinkers die de stap waagden ontdekten dat het verlangen naar hun 'onmisbare lijfproducten' min of meer van zelf verdween.

U kunt zelf de kans op het succes van de Methode Montignac vergroten door, vanaf het begin, 'gunstige' voorwaarden te scheppen. Haal de juiste producten in huis en houd de 'grote verleidingen' buiten de deur, verwijder ze zo nodig opzettelijk!
Vervang een vertrouwde lekkernij door een nieuwe aantrekkelijke maar nog niet bekende. Samen met dat lekkere glas wijn als 'medicijn' moet het toch vol te houden zijn.

Voor de meesten van ons betekent het enige 'aanpassingen' in de keuken.
Een grondige inspectie en opruiming van de keukenkast levert waarschijnlijk voldoende lege plek om de 'Montignacproducten' (deels zelfgemaakt) ruim op te bergen.

Vóór u de Methode Montignac gaat toepassen moet u de basisprincipes van de methode goed kennen. Daarvoor verwijzen we naar eerdere publicaties van Michel Montignac voor in dit boek. Deze leren u uitvoerig de consequenties die het nieuwe eetpatroon heeft voor uw leefstijl en voedselkeuze. Dit boek geeft u concrete aanwijzingen voor de toepassing van de methode in Fase I.

DE MAALTIJDEN

Uit ervaringen -ook die van onze proefgroep- blijkt, dat men in het begin vaak moeite heeft met het samenstellen van het ontbijt en de lunch.
In dit boek geven we voor de eerste drie weken concrete suggesties voor de verschillende ontbijt- en lunchmogelijkheden.

Het ontbijt

Bij de keuze voor het ontbijt speelt een snelle en praktische uitvoerbaarheid een belangrijker rol dan gastronomische motieven.
In de praktijk blijkt dat veel mensen elke dag hetzelfde ontbijt gebruiken.
Er is niets op tegen om dat te blijven doen, mits dat ontbijt natuurlijk past binnen de Methode Montignac. Vergelijk het ontbijt dat u gewend was te nemen, met het ontbijt in dit boek dat er meest op lijkt en gebruik dat elke dag.

De lunch

Ook bij de lunch ga ik er van uit dat deze gemakkelijk en snel te organiseren en/of mee te nemen moet zijn, zeker op gewone weekdagen.
Als bepaalde suggesties u niet aanspreken, laat ze voor wat ze zijn, kies een (Montignac) lunch die u meer aanspreekt en herhaal deze een aantal malen.

Hoeveelheden worden bij het ontbijt en de lunch meestal niet aangegeven. Pas die aan de persoonlijke behoefte en voorkeur aan. Het belangrijkste is dat u *voldoende eet* en een *verzadigd gevoel* van de maaltijd over heeft.

Het diner

Per warme maaltijd beschrijven we meestal 2 gerechten, soms 3. Afhankelijk van uw eetlust, tijd en energie kunt u deze bereiden en eten. U kunt de gerechten voor de verschillende maaltijden ook onderling verwisselen, weglaten en/of vervangen. Het spreekt voor zich dat u daarbij rekening houdt met de op een na belangrijkste regel in fase I: het gescheiden eten van koolhydraten en vetten. De belangrijkste regel is het <u>niet</u> meer eten van slechte koolhydraten.

VOOR U MET DE METHODE MONTIGNAC BEGINT

Bij de uitwerking van de recepten voor het diner worden wel concrete hoeveelheden genoemd. Dat is nodig voor de (smaak)verhoudingen.
De totale hoeveelheden zijn aan de ruime kant, de methode is immers geen dieet, waarbij u calorieën moet tellen. Maar het is ook niet de bedoeling dat u meer eten bereidt dan u opkunt.

De hoeveelheden groenten komen u misschien wat royaal voor, maar in fase I moeten deze tijdens een vetmaaltijd de rijst of pasta 'compenseren'.
De aanwijzingen in het boek zijn géén voorschriften, ze zijn bedoeld als een leidraad waar u ook vanaf kunt wijken, als u zich maar houdt aan de uitgangspunten.

HET GEBRUIK VAN BEPAALDE PRODUCTEN

Wezenlijk voor fase I is het **gescheiden** eten van goede koolhydraten en gezonde vetten. Concreet betekent het dat u bepaalde producten van het menu schrapt en andere producten toevoegt of in andere combinaties[1] eet dan u tot nu toe gewend was.
Zoals ik al eerder heb aangegeven moet u het eten van suiker en snoep, aardappels, maïs, gekookte wortels, bieten, tuinbonen, witte rijst, -pasta en witbrood maar liever vergeten.
Dat geldt ook voor het drinken van (light)frisdrank, bier en sterke alcoholische dranken.

Het eten van goede koolhydraten (G.I. < 50)

- Volkorenproducten: volkorenbrood, roggebrood (geen fries of gronings roggebrood waarin suikerstroop is verwerkt), volkorenpasta, zilvervliesrijst of kleefrijst en basmatirijst.
- Verse vruchten en vruchtensappen van het seizoen: sinaasappel, grapefruit, citroen, ananas, appels, peren, pruimen, mango, enzovoorts. Eet fruit op een lege maag en houd er rekening mee dat (rauwe) vruchten en vruchtensap tenminste een half uur nodig hebben om de maag te passeren.
- Gedroogde vruchten: pruimen, abrikozen of tutti frutti.
- Gedroogde en verse peulvruchten. Voorbeelden zie het overzicht op pagina 22.
- Verse (seizoens)groenten, rauw en/of gekookt. Voorbeelden zie het overzicht op pagina 22.

In fase I worden *goede* koolhydraten met een glycemische index tussen de 50 en 20 **gescheiden** gegeten van vetten. Goede koolhydraten met een G.I.<20 kunt u wel **combineren** met vetten. Deze voedingsmiddelen zijn *'neutraal'* en kunt u eten bij zowel een koolhydraatmaaltijd als een vetmaaltijd.

(1) Op de boekenlegger, naar het idee van Anja ✠-Borst krijgt u concrete aanwijzingen voor het combineren van koolhydraten met neutrale voedingsmiddelen of gerechten. Ook vindt u aanwijzingen voor het combineren van vetten met neutrale voedingsmiddelen.

We geven hier -zonder de pretentie te hebben volledig te zijn- een lijst van goede koolhydraten die u naar behoefte en voorkeur kunt eten: ingedeeld naar **niet** (kolom 1) en **wel** (kolom 2) te combineren met vetten.
De koolhydraten uit beide kolommen kunnen wel met elkaar gecombineerd worden tijdens een maaltijd **zonder** vet.

Goede koolhydraten (G.I. < 50) in fase I niet combineren met vet	Goede koolhydraten (G.I. < 20) in fase I wel met vet combineren
groenten peulvruchten (vers/gedroogd): linzen witte, bruine bonen kapucijners kidneybeans (rode nierbonen) erwten flageolets **graanproducten** volkorenbrood meergranenbrood zilvervliesrijst volkorenpasta ontbijtgranen	**groenten** (vers / diepvries) andijvie asperges aubergine avocado bleekselderij bloemkool boerenkool en andere koolsoorten broccoli champignons en andere paddestoelen citroen courgette knolselderij komkommer koolrabi koolraap paprika peultjes postelein prei raapstelen radijs ramanas sla (alle soorten) sperziebonen spinazie spruitjes taugé (en andere kiemgroente) tomaat tuinkruiden ui venkel witlof wortel (rauw) zuurkool

VOOR U MET DE METHODE MONTIGNAC BEGINT

Het eten van gezonde vetten

Vetten zijn een essentieel onderdeel van onze voeding. Ze leveren, als het goed is, eenderde van onze dagelijkse energie en zorgen ervoor dat bepaalde vitaminen kunnen worden opgenomen. Ook zijn vetten heel belangrijke smaakdragers. Meer informatie over vetten heeft u ook al kunnen lezen op pagina 15. We noemen hier weer enkele concrete voorbeelden van vetten die in het menu thuishoren.
- Plantaardige oliën:
  olijfolie, arachide-olie, (pinda-olie), saffloer-, zonnebloem-, soja- of notenolie
- Vis met name de vette soorten als haring en zalm
- Gevogelte (kip en kalkoen)
- Rund-, lams- en varkensvlees

Het gebruik van zuivel

Zuivel bevat zowel koolhydraten als vetten. Dat kan variëren van 0,1% vet in magere yoghurt en kwark tot 40% in volle kaas en room. Boter bestaat voor 80% uit vet. Het koolhydraatgehalte van de meeste zuivelproducten schommelt rond de 4%. Bij het eten van yoghurt en kwark tijdens een vetmaaltijd moet u -in fase I- daar dus rekening mee houden.
Wanneer u de volle of magere yoghurt of kwark laat uitlekken in een zeef met keukenpapier of kaasdoek, lekken met de wei ook de koolhydraten weg. Daarom kunt u uitgelekte volle en magere kwark of yoghurt bij een vetmaaltijd eten.
Als u gewend was om bij een broodmaaltijd (koolhydraatmaaltijd) een glas magere melk, -yoghurt of karnemelk te drinken, kunt u dat gerust blijven doen.

Het gebruik van broodbeleg

Behalve magere (uitgelekte) kwark met tomaat, komkommer of suikervrije jam zijn er voor Fase II ook nog andere opties voor de boterham, zoals marmite, mierikswortel, Zwitserse strooikaas, zonder vet gebakken eiwit (in een pan met anti-aanbaklaag) of (zelfgemaakte) groentespread.
Aan het eind van fase I kunt u, voor de afwisseling, ook mager broodbeleg op uw volkorenboterham doen.
Hier volgt een overzicht met magere producten met daarbij het vet- en koolhydraatpercentage vermeld.

Productnaam	% vet	% koolhydraten
marmite (gistextract)	0	0
eiwit (gebakken)	0	0
groentespread (zonder mayonaise)	0	4
hüttenkäse	4	2
garnalen	2	0
magere vis (naturel tonijn, schar, schelvis, Schol, tong, wijting)	1-2	1
kipfilet (gekookt of gerookt)	2	0
Zwitserse strooikaas	1	4

Het gebruik van instant- en/of kant en klaarproducten

Voor het bereiden van onder andere soepen en sauzen is het gebruik van voorbewerkte producten vaak snel en gemakkelijk.
Lees, voor de inkoop, het etiket en let op de samenstelling. Tijdens het productieproces van dergelijke producten worden om te binden en te conserveren vaak 'slechte' koolhydraten en zelfs suiker gebruikt.

Het gebruik van zoetstof

Het is beter om te wennen aan een minder zoete smaak, maar dat is natuurlijk gemakkelijker gezegd dan gedaan. Tijdens dit ontwenningsproces en in gerechten waarin u het zoet erg mist, kunt u een beetje zoetstof gebruiken.
Het gebruik van zoetstoffen op basis van aspartaam kan op den duur toch effect hebben op de vetopslag. Bovendien kan iemand door het gebruik van veel zoetstof allergisch worden.
Om een gerecht een lichtzoete smaak te geven is **fructose** aan te bevelen. Fructose is een suiker op basis van de natuurlijke suiker in vruchten en heeft een lage G.I. (20).
Het heeft een zeer sterke zoetkracht en geeft bij een lage dosering al een zoete smaak. Fructose is hittebestendig en kan worden gebruikt bij hoge temperaturen (bakken).

Het eten van chocolade

Pure chocolade (cacaomassa > 70%) is een kwalitatief hoogwaardig en vezelrijk voedingsmiddel. Het bevat zowel goede koolhydraten als gezonde vetten. Vanwege deze **combinatie** wordt het eten ervan in fase I nog even ontraden. Aan het eind van fase I en in fase II kunt u naar 'hartelust' genieten van dit voedingsmiddel.

VOOR U MET DE METHODE MONTIGNAC BEGINT

Het drinken van koffie

De cafeïne in koffie kan de insuline-productie stimuleren waardoor er in principe reservevet kan worden opgeslagen. Maar koffie heeft ook zijn positieve effecten. Het is opwekkend en stimuleert de spijsvertering.

Twee tot drie kopjes (zonder suiker en liefst ook zonder melk) kunt u gerust drinken. Is de behoefte groter en moet u langzaam afkicken, wissel gewone koffie dan af met cafeïnevrije koffie. 'Gewone' thee bevat ook cafeïne, wissel deze daarom af met kruidenthee (tisane).

Het drinken van wijn

Zoals eerder vermeld is de Methode Montignac gericht op het gastronomisch genieten. Het drinken van een goed glas wijn hoort daarbij en wordt zelfs aangeraden. Beperk het drinken van wijn in fase I tot 1 glas per dag bij de maaltijd. In Fase II hebben 2 tot 4 glazen wijn een positieve invloed op onze fysieke en mentale gezondheid. Meer over dit boeiende onderwerp kunt u lezen in het boek van Michel Montignac:
IK BEN GEZOND WANT IK DRINK .... WIJN, ELKE DAG.
Vóór in dit boek vindt u meer gegevens over de verkrijgbaarheid daarvan.
Het drinken van sterke drank en versterkte wijnen zoals sherry en port wordt, vanwege het hoge suikergehalte, sterk ontraden. Dat geldt ook voor het drinken van bier, de G.I. van de in het bier aanwezige maltose is 110 en daarmee staat bier bovenaan op de lijst van slechte koolhydraten.

DE VOORRAAD

We noemen hier een aantal producten die in de methode naar behoefte kunnen worden gegeten, zij het, dat men rekening moet houden met de indeling naar goede koolhydraten en vetten.
Vul deze lijst aan met uw eigen voorkeursproducten voorzover die ook passen in de Methode Montignac.

In de vensterbank, op balkon of in de tuin

- Verse kruiden in potten en bakken
- Misschien wel de luxe van zelfgekweekte groenten en fruit

In de koelkast

Naast vers vlees, vleeswaren (let steeds op de samenstelling, vaak wordt er suiker gebruikt voor de smaak en houdbaarheid) en kaas staan er potjes met:
- suikervrije jam, zelfgemaakt van gedroogde pruimen of abrikozen en citroen*[2]

(2) Van de producten met een ★ zijn de recepten elders in dit boek beschreven.

- magere kwark (0% vet) en - yoghurt (0% vet)
- magere kwark, uitgelekt, bedoeld om de boter te vervangen*
- volle yoghurt, uitgelekt bedoeld om sausjes aan te maken*
- zelfgemaakte mayonaise met en zonder mosterd*
- pesto*
- koriander- en andere kruidenpasta's*

In de diepvries

Naast de kant en klaar ingekochte producten zoals diepvrieserwten en -spinazie en grote garnalen liggen ook zelfbereide producten zoals:
- voorgekookte peulvruchten: linzen, witte, rode (kidney) en bruine bonen
- extra porties van zelfbereide gerechten voor dagen dat er weinig tijd is: maaltijdsoepen, groentesauzen
- (zelfgebakken) volkorenbrood*

In de voorraadkast

Voorraadproducten als:
- (olijf)olie (geen palmolie!)
- volkorenpasta, en zilvervliesrijst
- gedroogde peulvruchten
- blikjes vis: ansjovis, tonijn
- gepelde tomaten in blik
- gedroogde paddestoelen
- kappertjes en gedroogde tomaatjes in olie
- (suikervrije !!) bouillon in poedervorm, blokjes, pasta of vloeibaar
- ontbijtgranen, zonder rozijnen en noten
- volkorenmeel
- gedroogde kruiden, in het geval u geen verse kruiden heeft kunt u de verse kruiden desgewenst vervangen door ongeveer de helft gedroogde kruiden

Op een koele donkere plaats

- vinaigrette op basis van (olijf)olie*
- perssinaasappels, grapefruits, citroenen, limoenen en seizoenfruit, zoals appels, kiwi's, peren, nectarines, bessen, aardbeien
- houdbare (seizoen)groenten: tomaten, komkommer, rettich, venkel- en selderijknol, bleekselderij, witlof, paprika, courgette en aubergine, broccoli, sperziebonen, koolsoorten, prei en uien
- minder lang houdbare groenten: slasoorten, spinazie, radijsjes, champignons, peultjes,
- verse enigszins houdbare kruiden: knoflook, spaanse peper, gemberwortel
- groene kruiden: peterselie, selderij, oregano en bieslook.

BOODSCHAPPEN DOEN

Het is inmiddels wel duidelijk dat u, naast voldoende kennis over de uitgangspunten van de Methode Montignac, ook informatie nodig heeft over de diverse voedingsmiddelen.
Om deze te kunnen indelen naar koolhydraten en vetten moet u de samenstelling weten.
Hier enkele algemene aanwijzingen bij het boodschappen doen.

Verpakte producten

Bij **verpakte producten** is het etiket een belangrijk hulpmiddel om achter de samenstelling van voedingsmiddelen te komen. Sinds 1992 moet op elk voedingsmiddel staan aangegeven uit welke nutriënten dat voedingsmiddel bestaat, te beginnen met de stof die er het meest in voorkomt. Het is niet verplicht om van alle ingrediënten de exacte hoeveelheden aan te geven, maar de percentages van de koolhydraten, eiwitten en vetten zijn meestal wel vermeld.
Jammer genoeg wordt bij de koolhydraten nog niet de *glycemische index* vermeld. In de Methode Montignac is dat een belangrijk criterium bij het kiezen van de juiste voedingsmiddelen. Een goede koolhydraat heeft immers een glycemische waarde < 50.
Zie ook de tabel van de glycemische index op pagina 13.

Onverpakte producten

De samenstelling van **onverpakte producten** kunt u opzoeken in de *Nederlandse Voedingsmiddelentabel* die wordt uitgegeven door het Voorlichtingsbureau van de Voeding te Den Haag.
Deze tabel is ook te koop in de boekhandel (ISBN 90 5177 0308).
In deze tabel wordt per 100 gram aangegeven de hoeveelheid vet (uitgesplitst naar verzadigd en onverzadigd vet), eiwitten en koolhydraten. Ook wordt de hoeveelheid vezels en de belangrijkste vitamines en mineralen vermeld. Op die manier is het snel te zien hoeveel koolhydraten, vetten en eiwitten er in brood, vlees, vis en dergelijke zitten.

Per week geven we in dit boek een **boodschappenlijst** met producten die in de recepten voor de warme maaltijden worden verwerkt. Als u van te voren wilt weten op welke dag een u een bepaald ingrediënt nodig heeft, kunt u dat opzoeken in het totaaloverzicht:
Montignac van week tot week op pagina 36 en 37.
De boodschappenlijst voor een bepaalde week treft u aan bij de recepten van die week.

VOOR U MET DE METHODE MONTIGNAC BEGINT

De in dit boek beschreven recepten zijn -tenzij anders aangegeven- bedoeld voor twee personen. Die moet u -indien nodig- herberekenen en aanpassen aan de eigen situatie.
Daarbij ben ik uitgegaan van de gemiddelde eter. De aangegeven hoeveelheden in een recept geven de onderlinge verhouding aan tussen de verschillende ingrediënten in een gerecht. Als u meer of minder van een bepaald ingrediënt wilt gebruiken moet u de andere ingrediënten aanpassen.

Voorbeeldlijst van algemene boodschappen

Voedingsmiddelen op deze algemene lijst komen veelvuldig voor op het menu van een 'Montignaccer', u eet deze praktisch elke dag. De hoeveelheden kunt u aanpassen aan de eigen behoefte, dat is een kwestie van uitproberen en ervaring. Bij een aantal producten zoals vruchten, vleeswaren en kaassoorten houdt u niet alleen rekening met de eigen smaakvoorkeur maar ook met de mogelijkheden en tijd die u heeft bij het boodschappen doen.

GROENTEN & FRUIT	VLEES, KIP, VLEESWAREN & KRUIDEN	ZUIVEL & DIVERSEN
fruit: *persfruit & (seizoen)fruit:* sinaasappels, grapefruits, citroenen, appels, aardbeien, kiwi's, etc.	**vleeswaren:** rosbief rookvlees gebakken of gekookte kip salami rauwe ham	**zuivel:** (magere) kwark karnemelk (magere) yoghurt room zure room
(seizoen)groenten: *slasoorten:* ijsberg, veldsla, lollo rosso, andijvie (grot)champignons komkommer tomaten worteltjes (rauw) bleekselderij selderijknol paprika witlof aubergine courgette prei rode uien	**aroma's & kruiden:** knoflook gemberwortel spaanse peper *groene kruiden:* koriander peterselie lente-ui basilicum	**kaas:** feta roomkaas (Mon Chou) hüttenkäse zwitserse strooikaas *harde kazen:* parmezaanse kaas pecorino boerenkaas **diversen:** *algemene voorraad +*

BEREIDINGSTECHNIEKEN & KOOKMATERIAAL

De aanwijzingen hierna zijn overgenomen uit mijn eerdere kookboek: SLANK & SNEL, de fast cuisine van Michel Montignac.
In de Methode Montignac horen gastronomie, gezond eten en op gewicht blijven bijelkaar.
Voor de amateurkok betekent het dus zeker geen versobering van het kookplezier. Het tegendeel is waar. Het is eerder een uitdaging om op basis van andere spelregels nieuwe en smakelijke gerechten op tafel te brengen. Minder enthousiaste koks krijgen hopelijk voldoende aanwijzingen om snel en met weinig inspanningen een smakelijke maaltijd te bereiden.
Hier beschrijf ik enkele **algemene technieken** die bij de bereiding van de recepten bekend worden verondersteld. Ook ga ik kort in op **kookgereedschap en -materiaal**.

(VOOR)BEREIDINGTECHNIEKEN

Tomaten pellen
- Snijd het vel van de tomaat aan de bolle bovenkant (de kant tegenover het kroontje) met een scherp mes kruiselings in.
- Dompel de tomaat (op een lepel) enkele seconden onder in kokend water. Het vel krult bij de insnijding op en kan gemakkelijk van de tomaat worden afgetrokken.

Zaden verwijderen uit tomaat
- Halveer de ontvelde tomaat.
- Verwijder met een spitse lepel de zaden en het vocht.
  Voor tomaten 'concassé' worden de helften vruchtvlees eerst in reepjes en daarna in blokjes gesneden.

Zaden verwijderen uit komkommer
- Halveer de komkommer in de lengte.
- Verwijder, met een (spitse) lepel, de zaden.
- Maak de binnenkant droog met keukenpapier en verwerk de komkommer verder zoals aangegeven in het recept: in stukken, schijven of reepjes snijden.

BEREIDINGSTECHNIEKEN & KOOKMATERIAAL

Vocht en bitter onttrekken aan diverse groenten

- Snijd de komkommer, de aubergine of courgette in de gewenste vorm (schijven, lengteplakken, stukken) en bestrooi deze met zout.
- Grof zeezout is daarvoor zeer geschikt. De korrels zeezout rollen er later gemakkelijker af.
- Leg de schijven of stukken op keukenpapier en laat ze een half uurtje staan.
- Klop of spoel het zout van de komkommer, aubergine of courgette af. Dep ze daarna zorgvuldig droog met keukenpapier.

Paprika's 'schillen'

Paprika's kunnen op verschillende manieren ontdaan worden van hun schil. De eenvoudigste manier is met de dunschiller. Maar op die manier gaat er erg veel verloren van de paprika.
In de oven kost het weliswaar wat meer tijd, maar de smaak van de paprika wordt er veel beter door. Zeker in een (lauwwarme) salade heeft deze procedure de voorkeur.

- Verwarm de oven voor op 180° C.
- Was de paprika's en leg ze op het ovenrooster, na circa 20 minuten laat de paprikaschil los en vormt blazen.
- Haal de paprika's uit de oven, doe ze in een plastic zak en laat ze een beetje afkoelen.
- Verwijder daarna de schil en verwerk de paprika verder zoals aangegeven in het recept.

Groenten blancheren

Groenten blancheren kan op verschillende manieren. Hier beschrijven we het blancheren van groenten in kokend water of in kokende bouillon en het blancheren van groenten in de magnetron.
De meeste groenten (peultjes, kool, paprika's, broccoli, bloemkool, venkel of prei) kunnen op beide manieren worden geblancheerd.
Meestal verdient de magnetron de voorkeur. Het proces verloopt snel, schoon en de kleur van de groenten blijft prachtig.
Boontjes en snijbonen zijn niet zo geschikt om in de magnetron te blancheren, de structuur blijft hard en de smaak 'rauw'.

Groenten blancheren in kokend water of kokende bouillon:
- Maak de groenten op de gebruikelijke manier schoon en was deze.
- Breng in een pan ruim water met zout of bouillon aan de kook.
- Voeg de te blancheren groenten toe en laat deze circa 2 minuten in de kokende vloeistof.
- Doe ze daarna in de zeef en spoel ze kort af met koud water. (Om het kookproces te stoppen en de kleur zoveel mogelijk te behouden.)
- Verwerk de groenten daarna verder volgens de aanwijzingen in het recept.

BEREIDINGSTECHNIEKEN & KOOKMATERIAAL

Groenten blancheren in de magnetron:
- Maak de groenten op de gebruikelijk manier schoon en was deze.
- Doe de groenten (met het aanhangend wasvocht) in een magnetronschaal en dek ze af, met plastic folie of een deksel.
- Plaats de schaal in de magnetron op vol vermogen. De tijd is afhankelijk van de hoeveelheid en de soort groenten. (Bladgroenten bevatten vaak veel vocht en zijn daardoor sneller gaar). Reken per 500 gram groenten circa 6 minuten.
- Haal de groenten uit de magnetron en verwerk ze verder volgens de aanwijzingen in het recept.

Ingrediënten koud voorgaren in marinade of citroensap

'Harde' groenten zoals rauwe kool, venkel en bleekselderij kan men 'zachter' maken door ze enkele uren te marineren. Het zuur in de marinade (citroensap of azijn) breekt de celwand enigszins af. De groenten worden daardoor min of meer gaar en zacht. Voordelen van het marineren is dat de structuur 'vriendelijker' wordt, de groenten beter verteren en omdat de marinade langer de kans heeft om in te trekken de smaak van het gerecht intensiever wordt.
Ook rauwe vis kan men op die manier in korte tijd gaar maken, deze moet dan wel zeer vers zijn.

Het reinigen van champignons en paddestoelen

Paddestoelen en champignons worden nooit met water gewassen. Wanneer er (teel)aarde aanzit wordt deze met keukenpapier of een champignonborsteltje verwijderd.
Daarna worden de champignons in plakjes of stukjes gesneden en verder verwerkt.

Het gebruik van verse kruiden

Knoflook
In de Methode Montignac wordt knoflook beschouwd als een zeer gezonde en waardevolle smaakmaker. Er zijn mensen die moeite hebben met de smaak en de geur van knoflook. Een groot deel van dit probleem wordt opgelost door verse knoflook te gebruiken in plaats van oude ingedroogde en 'uitgelopen' tenen. Verwijder -indien aanwezig- altijd eerst het groene stengeltje uit de knoflook. Ook moet men ervoor zorgen dat knoflook tijdens de bereiding niet verbrandt. De smaak wordt niet alleen bitter, maar smaakt ook langer en nadrukkelijker na.

BEREIDINGSTECHNIEKEN & KOOKMATERIAAL

Knoflook snijden/hakken:
Voor het gebruik wordt knoflook eerst geschild en daarna in plakjes of stukjes gesneden en eventueel fijngehakt.
U kunt knoflook ook kneuzen door met een breed mes op het geschilde teentje te slaan. De gekneusde teen gaat in de pan en lost als het ware op.

Aromatiseren met knoflook:
Een *lichte* knoflooksmaak in een gerecht wordt verkregen door tijdens het verhitten van de olie of de boter een doorgesneden knoflookteen mee te verhitten. De olie krijgt hierdoor een lichte knoflooksmaak of -aroma. De knoflookteen wordt verwijderd voordat met de eigenlijke bereiding van het gerecht begonnen wordt.

Verse gemberwortel [3]*:*
Schil voor het gebruik een plak (circa 1 cm) gemberwortel en sla het eerst plat (kneuzen) met een breed mes. Hak het 'moes' daarna fijn en voeg het toe aan het gerecht.
Er zijn ook speciale raspen in de handel. Deze worden ook gebruikt voor het raspen van citroenschil.
Plakjes gemberwortel geven, net als knoflook, een heerlijk (exotisch) aroma aan de olie als ze kort mee verhit worden in de olie, voordat het gerecht bereid wordt.

Verse groene kruiden wassen en drogen:
Vaak worden verse groene kruiden (peterselie, selderij, koriander) voor het gebruik eerst gewassen. Daarna zijn de kruiden vaak moeilijk te snijden. Dat probleem kunt u oplossen door de kruiden na het wassen eerst te drogen in de slacentrifuge. Een aantal kruiden verliezen door het wassen heel veel geurigheid. Als het niet echt noodzakelijk is kunt u basilicum of kervel daarom van tevoren beter niet wassen.

Spaanse pepers snijden:
• Snijd het steeltje van de peper.
• Rol de peper heen en weer tussen de handen met de opening naar beneden, de zaden laten los en vallen er vanzelf uit.
• Snijd daarna de lege peper in dunne reepjes of stukjes.
N.B.: Pas op, de peper geeft een branderige stof af die 'prikt'. Spoel daarom na afloop de handen goed af met water en wrijf niet door de ogen.

---

[3] Gemberwortel is een bruinachtige knol die veel gebruikt wordt in de oosterse keuken. De smaak is scherp en zoetig. Het is niet te vergelijken met de gesuikerde gemberstukken en de gember op siroop die als dessert of bij het bakken worden gebruikt.

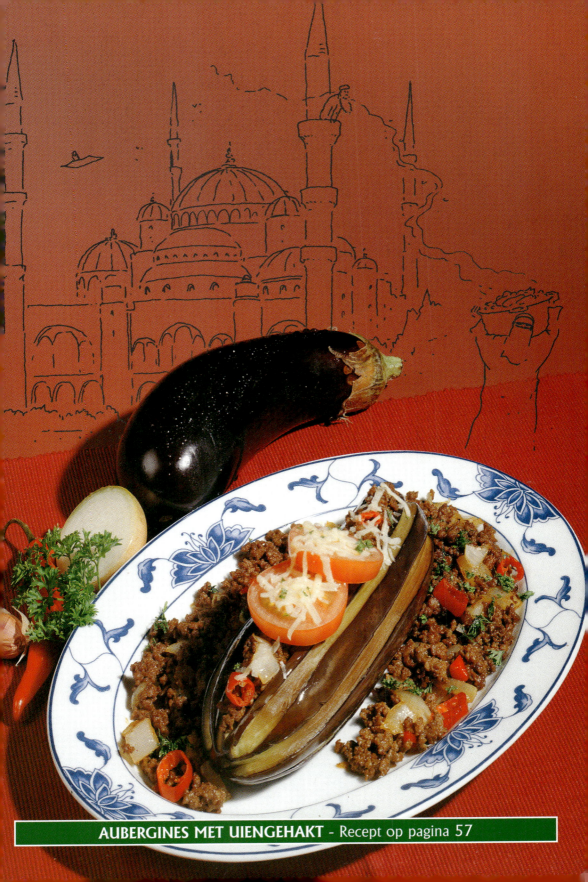

AUBERGINES MET UIENGEHAKT - Recept op pagina 57

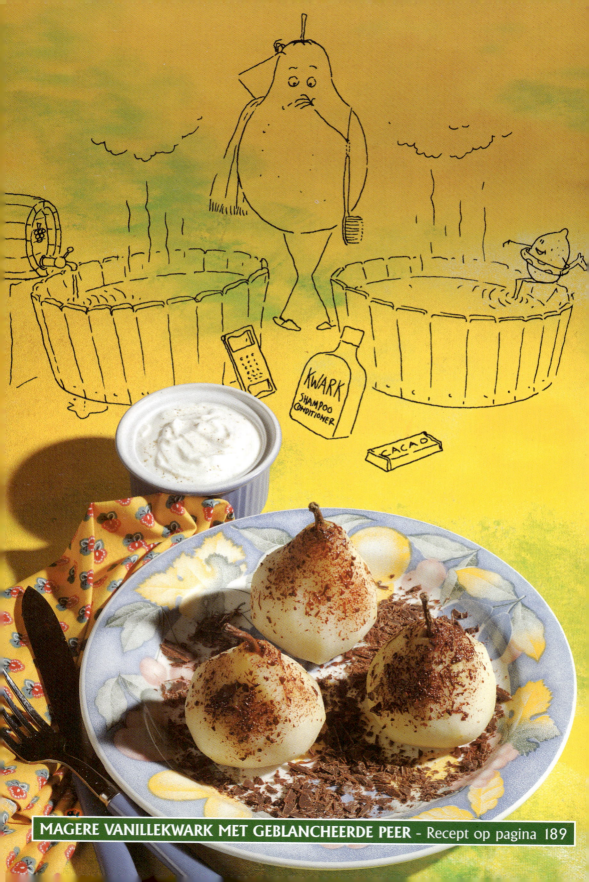

MAGERE VANILLEKWARK MET GEBLANCHEERDE PEER - Recept op pagina 189

BEREIDINGSTECHNIEKEN & KOOKMATERIAAL

Flinters kaas maken van Parmezaanse kaas,
Pecorino en andere harde kazen

• Koop een handzaam stukje kaas, bij voorkeur vierkant of rechthoekig.
• Trek met een kaasschaaf kleine dunne plakjes langs de kaas.
Door de hardheid en droogte van de kaas krullen deze plakjes om en zien er heel decoratief uit op een gerecht
Deze techniek is ook toe te passen bij bijvoorbeeld Nederlandse (harde) geitenkaas. Leg de kaas tevoren een uurtje in de koelkast. De koude kaas is beter hanteerbaar en geeft mooiere krullen.
Laat de kaas wel eerst op kamertemperatuur komen voor u deze eet.

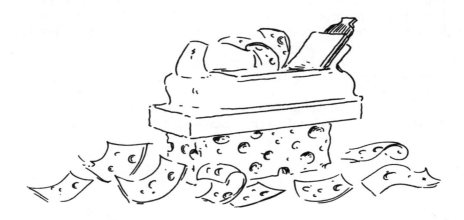

KOOKMATERIAAL & KOOKGEREEDSCHAP

Messen

Voor kookplezier en efficiënt werken is goed gereedschap nodig. Enkele scherpe **kwaliteitsmessen** van verschillend formaat zijn daarbij onmisbaar, inclusief een deugdelijke **messenslijper** of **wetstaal**.

Apparatuur

Een apparaat waarmee de (voor)bereidingen een stuk gemakkelijker verlopen is een **keukenmachine**. Het raspen, snijden, hakken, mengen en pureren van ingrediënten wordt daarmee een fluitje van een cent. Een pot zelfgemaakte pesto, een gelijkmatig geschaafde koolsalade en een luchtige selderijpuree zijn allemaal klusjes die dit apparaat in een handomdraai klaart.
Ook een **staafmixer** is een praktisch hulpmiddel om snel een saus of soep te pureren, een pot mayonaise te maken of de peterselie fijn te hakken.
Een **slacentrifuge** verleent bij het drogen van de sla en verse kruiden zeer goede diensten.

BEREIDINGSTECHNIEKEN & KOOKMATERIAAL

De **magnetron**; een snel en schoon hulpmiddel om -indien nodig- met name groente te 'blancheren' zonder extra vocht. Smaak, kleur en vitaminen blijven op die manier optimaal behouden.

Potten & Pannen

Voor het koken, bakken of braden zijn pannen en ovenschalen nodig van verschillend formaat:
- Een **steelpan** voor het bereiden van sauzen, bij voorkeur met hoge rand (10-15 cm), i.v.m. het gebruik van de staafmixer.
- Een ruime **kookpan** (doorsnee 20-30 cm) om (groente) te blancheren.
- Een **braadpan** met opstaande rand om in te bakken, te stoven en te braden.
- Een **koekenpan** (met anti-aanbaklaag) voor het bakken van eieren en dergelijke.
- Eventueel een **braadslee** om grotere hoeveelheden vlees en/of groenten aan te braden en aansluitend in de oven te gebruiken.
- Een **wok** om heel snel (en gezond) zeer smakelijke (éénpans) gerechten te bereiden.
- **Ovenvaste schalen** en **-schaaltjes** om ovengerechten te bereiden.
- **Magnetronschalen**, waaronder een glazen maatbeker met handvat.

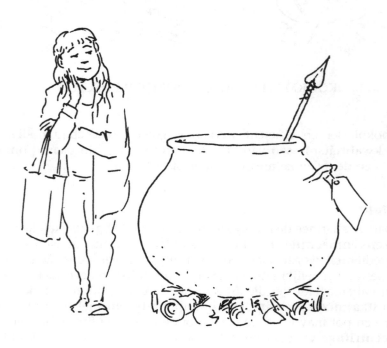

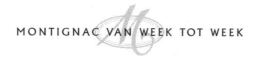# MONTIGNAC VAN WEEK TOT WEEK

OVERZICHT VAN DE WARME MAALTIJDEN IN FASE I

Voor het gemak geven we op de volgende bladzijden een overzicht van de warme maaltijden in de eerste zes weken van fase I, de fase waarin u koolhydraten en vetten strikt gescheiden eet.
Voor het ontbijt volgt u de suggesties op de betreffende pagina's in het boek of kiest uw eigen voorkeurproducten.
In dit overzicht is rekening gehouden met de juiste afwisseling tussen koolhydraat- en vetmaaltijden. Van de 21 maaltijden per week zou u tussen de 10 en 14 koolhydraatmaaltijden moeten gebruiken en de rest vetmaaltijden.

Bij het samenstellen van de menu's ben ik er van uitgegaan dat u 's morgens en 's middags meestal volkorenbrood met vetloos beleg of magere zuivel met ontbijtgranen eet. In dat geval eet u dan al 2 koolhydraatmaaltijden per dag en is de verhouding koolhydraatmaaltijd:vetmaaltijd 2:1.

Als u om wat voor reden dan ook maaltijden onderling wil verwisselen kunt u, na het bekijken van het overzicht, daar tijdig op inspelen.

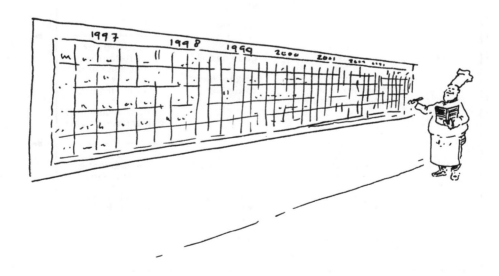

MONTIGNAC VAN WEEK TOT WEEK

Week\Dag	Zaterdag	Zondag	Maandag
week 1	*vet* spinaziesalade met feta • snijbonen met uitgebakken spek	*vet* amuses • aubergines met uiengehakt • hollandse kaas	*koolhydraat* tomaten-linzensaus met pasta • magere kwark met aardbeien
week 2	*vet* tomatensoep (koud) • courgette met kip uit de oven • komijnekaas-rolletjes	*vet* tartaarworst met witlof • gehaktbrood met kruidenvulling en koolrabistamppot • kaas en bleekselderij	*koolhydraat* selderij-linzen-stamppot • volkorenflappen met vanillekwark
week 3	*vet* maaltijdsoep met balletjes • hollandse geitenkaas op aubergine	*vet* zelfgemaakte pâté • gemengde salade	*vet* tomaten met kruidenmayonaise • kalkoensaltimbocca • roergebakken courgette
week 4	*vet* rauwkost met kip in aspic • lamshaasje en venkel	*vet* yoghurtbonbons op salade • kip aan het spit • aubergines • kaasrolletjes	*koolhydraat* maaltijdsoep met rijst • magere kwark met frambozendiksap
week 5	*vet* shitaki's met prei • biefstuk met groene pepersaus	*vet* gado gado • spitskool met cardemom	*koolhydraat* ratatouille met balsamico • komkommersla • magere kwark met geblancheerde peer
week 6	*vet* witlof met garnalen • gerookte eendeborst op salade • runderroulade • choco-aardbeien	*koolhydraat* gevulde tomaat met tzatziki • rijst met gedroogde paddestoelen • pruimensorbet	*vet* sperzieboontjes met paksoy • komijnekaas met bleekselderij

MONTIGNAC VAN WEEK TOT WEEK

Dinsdag	Woensdag	Donderdag	Vrijdag
vet ijsbergsla met champignons • kip met broccoli uit de wok	*vet* tomaat met mozarella • spitskool uit de wok • kruidenkaas met bleekselderij	*vet* veldsla met gerookte sprot • kabeljauwmoten met venkel	*koolhydraat* tomaat met kruidenkwark • groenegroente-rijst met champignons
vet salade met ansjovisdressing • broccoli met gehaktbrood	*vet* hüttenkäse met tonijn • courgette met 2 kazen	*koolhydraat* pasta met champignon-preisaus • magere kwark met abrikozenjam	*vet* griekse salade met fêta • moussaka • griekse yoghurt met frambozen en munt
koolhydraat rauwkost met citroendressing • tomatensaus (diepvries) • koffie	*koolhydraat* tosti's met magere kruidenkwark • appeltjes uit de oven	*vet* maaltijdsoep (diepvries) • bleekselderij, salade en kaas	*vet* komkommer met salami • spitskool met balsamico en zondagpâté
vet bloemkoolsalade met feta • groene kool met chorizo	*vet* gele paprikasoep • knolselderij met spek en andijvie	*koolhydraat* venkel-linzenschotel • tomatensalade • warme appel met volkorencroutons	*vet* paprikasoep (rest) • groentepasta met hamsaus
vet parmaham met koolsalade • visfilet met tapenade, prei en peultjes • gerookte kaas	*vet* rauwkost met yoghurtdressing • kip met ansjovis en venkel uit de magnetron	*vet* komkommer-boterham • lentse bloemkool en gehaktballen • appelselderij-pannenkoek	*koolhydraat* minestronesoep • magere kwark frambozendiksap
vet restantendag	*koolhydraat* groene soep • pasta met rode saus • rood zomerfruit	*vet* paprika met eiersalade • stoofsla met ham	*vet* bodemloze quiche loraine • konijn • zuurkool met courgette • snelle chocomousse

RECEPTEN UIT EIGEN VOORRAAD

RECEPTEN UIT EIGEN VOORRAAD

Eerder al heb ik aangegeven dat de samenstelling van producten heel verrassend kan zijn. Suiker in de jam ligt voor de hand, maar suiker in de mayonaise, de zure bommen en de worst wekt toch enige verbazing. Daarom is het steeds opletten geboden bij het boodschappen doen. Gelukkig worden steeds meer consumenten zich bewust van dit soort zaken en dwingen de producenten tot het maken van voedingsmiddelen zonder toevoeging van smaak- en kleurstoffen en conserveermiddelen.
Om er zeker van te zijn dat een bepaald product in de methode Montignac past- kunt u Montignacproducten kopen of zelf bereiden, dan weet u precies wat er in zit.
Hier enkele snelle en gemakkelijke recepten voor onder andere suikervrije jam, mayonaise en hartig broodbeleg.

SUIKERVRIJE JAMS:
Een belangrijk ingrediënt van 'gewone' jam is suiker. Deze suiker geeft door zijn geleerkracht de jam de nodige stevigheid en maakt de jam ook langer houdbaar. Nu is suiker een van de weinige voedingsmiddelen die u binnen de Methode Montignac niet meer 'mag' eten. Om de jam een natuurlijke zoete smaak te geven kunt u een beetje fructose (minder dan 25% van het totaalgewicht van de vruchten) of diksap in de smaak van de vruchten aan de jam toe voegen. Door toevoeging van een **geleermiddel** krijgt u toch een 'stevige' jam.
We noemen hier twee natuurlijke geleermiddelen:
- *Pectine* een natuurlijk *bindmiddel* dat -met name in de schil van- vruchten voorkomt.
  In zure vruchten als bessen, citrusvruchten en appels zit de meeste pectine. In zoete vruchten zoals aardbeien, frambozen en kersen is de aanwezige pectine tijdens de rijping in de zon omgezet in vruchtsuiker (fructose). Door zuur, bijvoorbeeld citroensap toe te voegen wordt de aardbeienjam alsnog stevig.
  Pectine is ook apart te koop onder verschillende merknamen: marmello, unigel en opekta
- *Agar agar*, een zeewier met een *gelerende werking* dat bovendien in ongeraffineerde vorm veel mineralen bevat.
  Beide producten zijn te koop in reform- of natuurvoedingswinkels. Daar zijn eveneens jams te koop zonder suiker.
  Montignac brengt ook onder eigen naam smakelijke suikervrije jams.

RECEPTEN UIT EIGEN VOORRAAD

Omdat de vruchten eerst gekookt worden, gisten deze -in tegenstelling tot ongekookte vruchten- niet meer in de maag. Voor deze vruchtenjams hoeft de maag dan ook niet leeg te zijn. U kunt deze jams gerust eten op brood of als toetje in de magere yoghurt of magere kwark na de koolhydraatmaaltijd.

Bij het bereiden van kleine hoeveelheden jam is de *magnetron* een praktisch hulpmiddel waarmee snel en schoon een uitstekend resultaat bereikt wordt. Degene die geen magnetron gebruiken brengen de vruchten op de warmtebron aan de kook en laten deze in circa 10 minuten tot moes koken. De bereidingswijze is verder hetzelfde.

JAM VAN VERSE VRUCHTEN:

Voor deze jam kunt u rode bessen, kruisbessen, aardbeien [1], frambozen, bosbessen of bramen gebruiken. U kunt ook dezelfde hoeveelheid appels of sinaasappels gebruiken.

JAM VAN (RODE) VRUCHTEN
(Voor 2 potten jam à 250 gram)

Ingrediënten   750 gram (rode) vruchten naar keuze
of een combinatie van (rode) vruchten
100 gram fructose of 1 dl diksap (framboos/appel)
geleermiddel [2]

Werkwijze
Breng de gewassen en schoongemaakte **vruchten** met de **fructose** of het **diksap** aan de kook en laat dit enkele minuten koken.
In de *magnetron* duurt dat op vol vermogen (800 Watt) circa 6 minuten. Als u een gladde structuur (gelei) wilt kunt u de vruchten pureren in de *keukenmachine* of met de *staafmixer*.
Voeg het **geleermiddel** toe, volg daarbij de aanwijzingen van de producent.
Doe de jam in *schone (gesteriliseerde) afsluitbare potten* en bewaar deze op een koele donkere plaats.
Daar is deze zeker 3 maanden houdbaar.
Wilt u de jam langer bewaren, vries dan de gepureerde (seizoens)vruchten in kleine hoeveelheden in en maak er jam van op het tijdstip dat u daar behoefte aan heeft.

(1) Wanneer u zoete vruchten gebruikt zoals aardbeien, frambozen of kersen voeg dan voor de stevigheid ook een scheut citroensap toe.
(2) Het is onmogelijk om de exacte hoeveelheid aan te geven voor het geleermiddel, die hoeveelheid is afhankelijk van het soort en de werking van het geleermiddel en het soort vruchten dat u gebruikt. Volg daarom de aanwijzingen van de producent op de verpakking en pas deze in de Methode Montignac aan.

RECEPTEN UIT EIGEN VOORRAAD

JAM VAN GEDROOGDE VRUCHTEN:

Op basis van gedroogde vruchten kunt u ook jam maken zonder suiker of geleermiddel. Gedroogde vruchten hebben weliswaar een relatief hoge glycemische waarde, maar zijn zeer vezel- en vitaminenrijk. Voor het bereiden van jam op basis van gedroogde vruchten is geen fructose of geleermiddel nodig.

ABRIKOZENJAM
(Voor 2 potten jam à 250 gram)

Ingrediënten
500 gram gedroogde abrikozen
het sap van 1-2 citroenen
circa 1 dl water

Werkwijze
Breng de **abrikozen** met het **citroensap** en het **water** aan de kook.
In de *magnetron* duurt dat op vol vermogen (800 Watt) circa 6 minuten.
Neem de abrikozen van de warmtebron en laat ze afkoelen.
Pureer de abrikozen in de *keukenmachine* of met de *staafmixer*.
Voeg zonodig nog wat citroensap toe.
Doe de jam in schone potten en bewaar deze in de *koelkast*.
Daar is de jam tenminste 4 weken houdbaar.

PRUIMENJAM
(Voor 2 potten jam à 250 gram)

Ingrediënten
500 gram gedroogde pruimen ('pruneaux') zonder pit
het sap van 1-2 citroenen
circa 1 dl water

Werkwijze
Breng de **pruimen** met het **citroensap** en het **water** aan de kook.
In de *magnetron* duurt dat op vol vermogen (800 Watt) circa 6 minuten.
Neem de pruimen van de warmtebron en laat ze afkoelen. Wanneer u pruimen met pit gebruikt heeft, moet u nu eerst de pitten verwijderen.
Pureer de pruimen in de *keukenmachine* of met de *staafmixer*.
Voeg zonodig nog wat water toe.
Doe de jam in schone potten en bewaar deze in de **koelkast**.
Daar is de jam tenminste 4 weken houdbaar.
Ook gekookte TUTTI FRUTTI smaakt heerlijk op volkoren brood.
De verhouding van de ingrediënten en de bereiding is hetzelfde.
Soms zitten er gesuikerde stukken fruit tussen. Het spreekt voor zich dat u deze dan eerst verwijderd.

RECEPTEN UIT EIGEN VOORRAAD

HARTIG BROODBELEG:

In plaats van boter is magere (kruiden)kwark een geschikt alternatief om volkorenbrood mee te besmeren. Met plakjes komkommer, tomaat, paprika of champignons, tuinkers, alfalfa en Zwitserse strooikaas (1% vet) maakt u er een hartige (kaas)boterham van.
Aan het eind van fase I en in fase II kunt de magere kruidenkwark ook combineren met een plakje vleeswaren, zoals rookvlees, gekookte en gerookte kip. Meer suggesties voor mager broodbeleg vindt u op het lijstje op pagina 24.

Basis voor dit kwarkbeleg op brood is magere kwark die u tenminste 6 uur laat uitlekken in een zeef met keukenpapier of kaasdoek. Het vocht -de wei[3]- lekt uit de kwark waardoor de consistentie stevig wordt en het brood niet doorweekt. De kwark wordt daardoor stevig en lekt niet door op de boterham. Een lunchpakket met voorgesmeerde boterhammen ziet er na een paar uur nog smakelijk en aantrekkelijk uit.
Mits de kwark zelf de houdbaarheidsdatum niet heeft overschreden, is uitgelekte kwark in een afgesloten bakje in de koelkast tenminste 3 dagen houdbaar.

Voor een **hartige** boterham brengt u de uitgelekte kwark op smaak met wat peper en zout.
Door het toevoegen van verse groene kruiden zoals peterselie, bieslook, dille, basilicum enzovoorts krijgt de kwark een heel bijzondere smaak. Als basis onder plakjes komkommer of tomaat is het een heerlijk broodbeleg. Ook gedroogde kruiden en kruidenpoeders zijn geschikt om de kwark op smaak te brengen.
Met fijngehakte selderij, worteltjes en radijs maakt u van deze kwark een heerlijke **groentespread** voor op brood.

Voor een **zoete** boterham kunt u met een beetje diksap (appel) en/of vanilleschraapsel de kwark tot een zoet smeersel maken om een boterham met jam extra lekker te maken. Dit kwarkbeleg smaakt ook bij een boterham met suikervrije jam.

---

(3) In dit vocht zitten ook de koolhydraten. Daardoor wordt de kwark een neutraal voedingsmiddel wat zowel bij een koolhydraat- als een eiwit-vetgerecht past. Wilt u volle yoghurt of kwark gebruiken tijdens een vetmaaltijd, laat dan eerst de wei en daarmee de koolhydraten uitlekken.

RECEPTEN UIT EIGEN VOORRAAD

VINAIGRETTES & MAYONAISE:

Salades en rauwkost zijn bijna een 'must' in de Methode Montignac. Bij een koolhydraatmaaltijd maakt u daar een dressing bij van magere kwark of yoghurt, citroensap en (verse) tuinkruiden.
De salade bij een eiwit-vetmaaltijd brengt u op smaak met zelfgemaakte mayonaise of vinaigrette.
Mosterd -een basisingrediënt bij vinaigrettes en mayonaise- bevat zowel koolhydraten (9%) als vet (9%). In fase I raden we daarom aan om die weg te laten. Met wat extra zuur kunt u de dressings goed op smaak brengen. Als u de smaak van mosterd blijft missen kunt u in Fase II de mosterd weer toevoegen.

Hier twee concrete voorbeelden van vinaigrettes:

Hier is een basisrecept van vinaigrette dat u naar eigen smaak kunt variëren met verse of gedroogde kruiden. De verhouding tussen de olie en het zuur (wijn, azijn, citroen- of limoensap) is ook variabel. De één vind een kwart zuur en de rest olie lekker, een ander voegt ééndderde zuur toe en tweederde olie. Ook de olie kan verschillen. Zelf gebruik ik praktisch altijd olijfolie. Af en toe doe ik daar een scheutje notenolie bij. Soja-olie en zonnebloemolie worden ook veel gebruikt voor vinaigrettes.

VINAIGRETTE

Ingrediënten
(Verhouding olie tot azijn is 3:1)
6 eetlepels (olijf)olie
2 eetlepels limoensap of wijn

Ingrediënten
(Verhouding olie tot azijn is 4:1)
8 eetlepels (olijf)olie
2 eetlepels limoensap of wijn

Werkwijze

Deze vinaigrette kunt u op smaak brengen met bijvoorbeeld een plakje verse gemberwortel, een teentje (niet gesneden) knoflook, een spaanse peper of groene kruiden of een combinatie daarvan.
Doe alle **ingrediënten** in een *afsluitbare (jam)pot* en schud alles goed door elkaar.
U kunt ook een grotere hoeveelheid vinaigrette maken, deze blijft zeker een week goed, buiten de koelkast.
Wanneer u knoflook heeft gebruikt, haal deze er na een dag uit, de smaak wordt anders te nadrukkelijk.
In fase II kunt u -indien nog gewenst- weer wat mosterd toevoegen.

RECEPTEN UIT EIGEN VOORRAAD

MAYONAISE

Ingrediënten   1 eidooier [4]
enkele druppels citroensap of azijn
peper & zout
2-3 dl (arachide)olie
(water of bouillon)

Werkwijze
Zorg ervoor dat alle ingrediënten op kamertemperatuur zijn.
Mocht de mayonaise onverhoopt toch schiften, klop er dan een lepel heet water door en de massa bindt weer.
Klop in een *kom* de **eidooier** los met het **citroensap** of de **azijn** en een beetje peper en zout.
Voeg al kloppend -beetje bij beetje- net zo veel **olie** toe tot de mayonaise de gewenste dikte heeft.
Breng de mayonaise op smaak met peper, zout en eventueel wat extra citroensap.
Is de mayonaise te dik, verdun deze dan met een beetje water.
De snelste manier om mayonaise te bereiden is mayonaise bereiden met de *staafmixer*.
Als de mayonaise met de staafmixer wordt bereid, gebruik dan niet alleen de **eidooier** maar ook het **eiwit**.
Doe alle ingrediënten samen in een hoge beker (jampot).
Plaats de staafmixer op de bodem van de pot en zet hem aan.
Trek hem langzaam omhoog in de pot door de zich bindende ingrediënten.
Als de staaf 'boven' is de mayonaise klaar.
In fase II kunt u -indien gewenst- weer 1 dessertlepel mosterd toevoegen.

AIOLI

Ingrediënten   4 grote tenen verse knoflook
1 eidooier
peper & zout naar smaak
2-3 dl olijfolie

---

(4) Rauwe eieren worden snel in verband gebracht met salmonellabesmetting. Deze angst is niet helemaal terecht. In het geval van salmonellabesmetting op eieren, zit deze vaak aan de buitenkant. Door vlak voor het gebruik het ei aan de buitenkant te reinigen met wat afwasmiddel en het daarna goed af te spoelen met water kunt u deze besmetting voorkomen.
Bij jonge kinderen, zieken of ouderen moet u deze voorzorgsmaatregelen in ieder geval nemen.

RECEPTEN UIT EIGEN VOORRAAD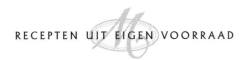

Werkwijze
Meng met de *staafmixer* in een *hoge (jam)pot* de **eidooier**, het zout, de **knoflook** en de **olie** goed door elkaar.
Het bereiden van aïoli met de *hand(mixer)* gaat als volgt:
Pers *de knoflook* uit of hak deze heel fijn en vermeng deze goed met de **eidooier** en peper en zout naar smaak.
Voeg al kloppend -beetje bij beetje- de **olie** toe, tot er een dikke emulsie ontstaat.

KRUIDENAZIJN & -OLIEËN:
Azijn en olie laten zich gemakkelijk op smaak brengen met kruiden of vruchten. Gebruik als basis een goede kwaliteit olie of azijn en gave vruchten en kruiden
Maak niet te grote hoeveelheden in een keer, omdat de smaak snel achteruit gaat of te nadrukkelijk wordt.
Voor het maken van kleine hoeveelheden gearomatiseerde azijn of olie zijn kleine stopflesjes en potjes in de handel met een goed sluitende dop of deksel. Vergeet niet de flesjes te voorzien van naam en datum.
Lekkere combinaties met **azijn** zijn: frambozen, zwarte bessen, dragon, knoflook (kort houdbaar), tijm, bonenkruid en salie.
Geschikte combinaties met **olie** zijn: salie, rozemarijn, tijm, knoflook, gemberwortel en peper.

Werkwijze
Vul een *flesje* of *potje* met de gewenste hoeveelheid **azijn** en voeg een paar mooie, verse onbeschadigde **frambozen** of **bessen** toe.
Wilt u de azijn met kruiden op smaak brengen, voeg dan een tak verse gewassen en met keukenpapier afgedroogde **kruiden** toe.
De werkwijze bij **olie** is hetzelfde.
Na circa 2 weken hebben de vruchten en kruiden hun smaak afgegeven en is olie of azijn klaar voor gebruik. Met knoflook gaat het nog veel sneller, die is na enkele dagen al goed. Verwijder na 3-4 dagen de knoflook.
Op die manier maakt u ook uw eigen **truffelolie**:

TRUFFELOLIE

Ingrediënten 1 dl olijfolie
  1 plakje truffel

Werkwijze
Laat de olie en de truffel tenminste een week samen in een *flesje* en u heeft een heerlijke dressing over plakjes tomaat, komkommer of zomaar over een salade.

RECEPTEN UIT EIGEN VOORRAAD

KRUIDENPASTA'S:

KORIANDERPASTA
(Voor circa 1 jampot)

Ingrediënten 3 bosjes koriander, zonodig gewassen en gedroogd (slacentrifuge)
3 tenen knoflook
2 dl arachide- of olijfolie

Werkwijze
Doe de **koriander** met de **knoflook** in de *keukenmachine* en vermaal deze grof.
Voeg de **olie** toe en meng alle ingrediënten goed door elkaar.
Doe de korianderpasta in een schone *(jam)pot* en bewaar deze in de koelkast, daar is de korianderpasta zeker een maand houdbaar
Op eenzelfde manier kunt u ook andere groene kruiden (oregano, dille, munt) verwerken. Het voordeel is dat ze gebruiksklaar zijn op het moment dat u deze nodig heeft. Ook voorkomt u dat de kruiden bederven als u deze niet helemaal verwerkt in een gerecht.

PESTO
(Voor circa 1 jampot)

Ingrediënten 3 bosjes basilicum
3 tenen knoflook
50 gram Pecorino, geraspt
50 gram Parmezaanse kaas, geraspt
circa 2 dl olijfolie

Werkwijze
Vermaal eerst grof de **basilicum** met de **knoflook** in de **keukenmachine**.
Voeg de **Pecorino** en de **Parmezaanse kaas** toe en vermeng alles goed met elkaar.
Laat de **olijfolie** in de draaiende machine lopen, laat de machine niet te lang draaien, de pesto is glad, maar dik en niet helemaal fijn.
Bewaar de pesto in een schone afsluitbare *(jam)pot* in de koelkast, daar is deze zeker een maand houdbaar.
Tip: Een lepel pesto door groenteschotels is overheerlijk.
Ook de combinatie pesto met harde geitenkaas -onder grill- smaakt uitstekend als feestelijk dessert.
In fase II voegt u samen met de kaas 50 gram **pijnboompitten** toe en u heeft weer de 'originele' pesto.
In fase II combineert u een eetlepel pesto weer met een portie (volkoren) pasta.

LEVEN VOLGENS DE METHODE MONTIGNAC

LEESWIJZER

In dit deel van het boek is tussen de diverse recepten door een aantal teksten 'ter lering ende vermaeck' opgenomen. U kunt ze indelen in 4 categorieën:

Ⓜ *Montignac*
Teksten met dit symbool hebben betrekking op de Methode Montignac en de praktische toepassing daarvan.

Ⓟ *Productinformatie*
Informatie over producten, de herkomst, de verkrijgbaarheid en de wijze waarop deze verwerkt kunnen worden.

Ⓣ *Tips*
Aanwijzingen voor een snellere of gemakkelijkere bereiding.

☺ *Persoonlijk*
Ervaringen van toepassers waaronder mijn eigen ervaringen.

Onder **EIGEN RECEPTEN** *is er ruimte voor eigen recepten en eventueel commentaar.*

Bij **PERSOONLIJKE ERVARINGEN** *kunt u de resultaten noteren en aangeven hoe u zich voelt.*
Voor wat betreft de resultaten hoeft het gewichtsverlies, zeker in het begin, niet altijd meetbaar te zijn op de weegschaal. Bij veel mensen zijn de resultaten eerder zichtbaar in de omvang. Buikomvang, heup- of beenomvang worden minder zonder dat de weegschaal dat aangeeft. Het opmeten van de omvang kan in sommige gevallen dan ook motiverend werken. Dat merkt u overigens snel genoeg aan de manier waarop u rok of broek zit.

Voor de leesbaarheid zijn deze teksten op een aparte -tegenoverliggende pagina- geplaatst. Het spreekt voor zich dat er in de eerste weken meer aanwijzingen en opmerkingen worden geplaatst dan aan het eind van de periode. Steeds meer informatie wordt dan bekend verondersteld.

WEEK 1: SPECIFIEKE BOODSCHAPPEN

SPECIFIEKE BOODSCHAPPEN VOOR WEEK 1

*Voor voorbereidingen en algemene boodschappen zie de lijst op pagina 28.
Hier een lijst van ingrediënten die gebruikt worden in de recepten voor week 1.
N.B. de hoeveelheden moet u aanpassen aan de eigen behoefte!*

GROENTEN & FRUIT	VLEESWAREN & KIP	ZUIVEL & DIVERSEN
voor fruit en kruiden zie de algemene lijst **groenten:** spinazie snijbonen aubergine prei broccoli spitskool venkel	**vlees:** speklapjes varkensgehakt **kip:** kipfilet **vleeswaren:** naar persoonlijke voorkeur **vis:** gerookte sprotjes kabeljauwmoten	*zuivel naar persoonlijke behoefte en voorkeur* **kaas:** feta roomkaas (Mon Chou) hüttenkäse Zwitserse strooikaas Mozzarella *kaas naar voorkeur* **diversen:** *algemene voorraad +*

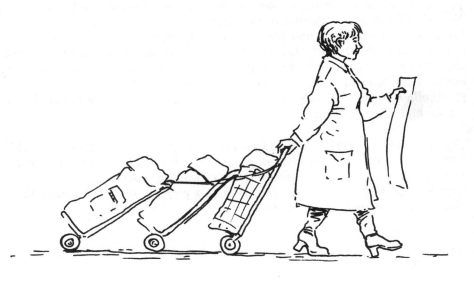

LEVEN VOLGENS DE METHODE MONTIGNAC

INFO & TIPS

☺ *Vandaag neem ik de beslissing van mijn leven!*
Vanaf nu leef ik samen met mijn huisgenoot en eventuele gasten volgens de **Methode Montignac**.

Ⓜ *Eet en drink vruchten of -sappen op een lege maag.*
In een gevulde maag gisten de vruchtsuikers en verstoren zo een gezonde spijsvertering. Eet **fruit** daarom 's ochtends voor het ontbijt of 3 tot 4 uur na een maaltijd. Wacht daarna tenminste een half uur voor u een volgende maaltijd eet.

Ⓟ *Ontbijtgranen zijn iets anders dan muesli.*
Gewone muesli bevat vaak rozijnen, stukjes zuidvruchten en noten. Soms is er gepofte rijst of maïs toegevoegd. Ook is deze muesli vaak gezoet met suiker of honing en die producten passen niet binnen de methode.
Lees daarom heel zorgvuldig het etiket en koop (Montignac)muesli die aan de eisen voldoet.
U kunt uw muesli natuurlijk ook zelf samenstellen met granen met tarwe-, havergerste- en/of roggevlokken.
Deze ontbijtgranen kunt u eten met <u>magere (vetarme) zuivel</u> zoals yoghurt, kwark, karnemelk of melk.
Koolhydraten en vetten mogen in fase 1 immers niet samen worden gegeten.
De hoeveelheid vet in magere zuivelproducten is verwaarloosbaar.

☺ *In plaats van kwark en ontbijtgranen kunt u natuurlijk ook een boterham met suikervrije jam of appelstroop zonder suiker eten.*

Ⓜ *In de Methode Montignac speelt in fase I de hoeveelheid* **tijd tussen de verschillende maaltijden** *een belangrijke rol.*
Eet de appel (vers fruit) tenminste 3 uur na het ontbijt en minimaal een half uur voor de (koolhydraat)lunch. Een appel is weliswaar een goede koolhydraat, maar stimuleert toch de alvleesklier tot het produceren van insuline. Eet u daarna een vetmaaltijd dan kunnen de vetten worden omgezet in reservevet.
Een koolhydraatmaaltijd heeft ongeveer 3 uur nodig om de maag te passeren, bij een vetmaaltijd duurt dat 4 uur.

☺ *De smaak is prima, maar de kwark is te nat, die kan dus beter eerst uitlekken, zeker als het om boterhammen gaat die mee moeten in een* **lunchpakket**.
Voor de werkwijze en recepten met uitgelekte kwark zie pagina 41.
In plaats van koffie kunt u ook een glas magere yoghurt, melk of **karnemelk** combineren met een koolhydraatmaaltijd.

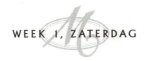

WEEK 1, ZATERDAG

ZATERDAG: DE START ☺

Fruit Ⓜ
Een glas sinaasappel-/grapefruitsap.
Nog even wachten met het ontbijt.

Koolhydraatontbijt
Magere kwark, ontbijtgranen Ⓟ en een beetje zoetstof 'om het af te leren'.
Koffie (eventueel met magere melk en zoetstof). ☺

Tussendoor
1 appel en water. Ⓜ

Koolhydraatlunch
Volkorenbrood met magere kwark ☺, een vleestomaat en plakjes komkommer, peper zout en peterselie.
Koffie.

Tussendoor
Koffie en water.

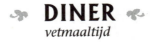

DINER
vetmaaltijd

SPINAZIESALADE MET FETA
◆
SNIJBONEN MET UITGEBAKKEN SPEK

SPINAZIESALADE MET FETA
(voor 2 personen)

Ingrediënten
75 gram mooie spinazieblaadjes, gewassen en gedroogd
1 lente-ui, in kleine ringetjes gesneden
100 gram grotchampignons, in dunne plakjes gesneden
¼ komkommer, zonder zaad en in blokjes gesneden
½ tomaat, zonder zaad, in dunne reepjes gesneden
100 gram feta, in blokjes gesneden

LEVEN VOLGENS DE METHODE MONTIGNAC

INFO & TIPS

(P) *Varkensvlees met name spek, bevat veel **verzadigde vetzuren**.*
Dat kan een negatieve uitwerking hebben op het cholesterol, bak daarom het vet zoveel mogelijk uit en vervang het door olijfolie.
U kunt varkensvlees ook vervangen door kip- of kalkoenfilet.

(M) *Bij het hoofdgerecht drinken we een glas **wijn**.*
Montignac adviseert om wijn (alcohol) niet op een lege maag te drinken, eet daarom altijd eerst iets, bijvoorbeeld een plakje kaas, worst met wat rauwkost.
Omdat we in fase 1 de wijn tot 1 glas per dag beperken, drinken we dat als de maaltijd enigszins gevorderd is.
Ik heb wel stiekem aan nóg een glaasje wijn gedacht...

(M) *Ik voel me heerlijk verzadigd. De slogan 'je hebt geen honger' is terecht in deze methode om af te vallen.*
Overigens **honger**gevoelens kunnen de insulineproductie ook stimuleren, eet daarom steeds voldoende en voorkom dat u tussendoor honger heeft.

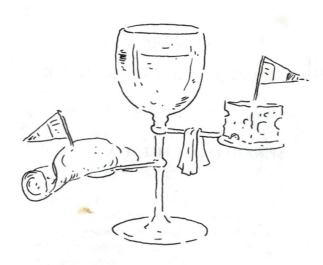

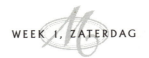

WEEK 1, ZATERDAG

Ingrediënten *Voor de dressing:*
2 eetlepels (knoflook)olijfolie
1 theelepel citroensap
1 eetlepel selderijgroen, fijngehakt
peper & zout

Werkwijze

Doe de **ingrediënten voor de salade** in een *grote kom* en schep deze door elkaar.
Meng er voorzichtig de **olie** en het **citroensap** door. Het is de kunst om de spinazie zo weinig mogelijk te kneuzen.
Verdeel de salade over *de borden*, garneer deze met het **selderijgroen** en serveer meteen. Spinazie die aangemaakt is met marinade wordt snel slap, smaakt niet lekker en ziet er verlept uit.

SNIJBONEN MET UITGEBAKKEN SPEK ❶
(voor 2 personen)

Ingrediënten 2 speklapjes zonder zwoerd, in kleine blokjes gesneden
300 gram snijbonen, punten en 'draden' verwijderd
3 eetlepels olijfolie
2 tenen knoflook, fijngehakt
1 spaanse peper, zonder zaad en in ringetjes gesneden
1 grote rode ui, in repen gesneden
2 stengels bleekselderij, geschild en in reepjes gesneden
peper & zout
½ bosje koriander, fijngehakt

Werkwijze

Bak in de *wok* op laag vuur de **spekblokjes** helemaal uit. Dat duurt zeker 10 minuten. Roer af en toe de blokjes los van de bodem.
Was de **snijbonen** en snijd deze in 'ruiten', blancheer ze enkele minuten in kokend zoutwater, giet ze af in de *zeef* en spoel ze onder de *koude* kraan af.
Giet het uitgebakken vet af en voeg de **olijfolie** toe. Doe de **knoflook** en de **spaanse peper** in de wok en bak deze kort mee. Voeg de **ui** en **bleekselderij** toe en roerbak het geheel enkele minuten op hoog vuur.
Zet de warmtebron laag en laat de groenten op laag vuur circa 10 minuten bakken. Roer er tot slot de geblancheerde snijbonen door en verwarm het geheel goed door.
Breng het gerecht op smaak met peper en zout en roer er de **koriander** door.
Serveer de snijbonenschotel op *voorverwarmde borden*.

Ⓜ Ⓜ

INFO & TIPS

Ⓜ *Enkele opmerkingen t.a.v. het gebruik van **koffie***
Bij sommige personen stimuleert de cafeïne in koffie de insulineproductie in de alvleesklier, waarmee vetreserves kunnen worden opgeslagen. Anderzijds heeft koffie ook positieve eigenschappen voor de gebruiker, het is opwekkend en stimuleert een aantal lichaamsfuncties. Het is dus weer een kwestie van de juiste middenweg. Wissel gewone koffie af met cafeïnevrije koffie en beperk het gebruik van koffie zeker in fase I tot 4 koppen per dag.

Ⓟ ***Olijfolie** is behalve een zeer gezonde olie, ook zeer smakelijk en aromatisch. Olijfolie is goed bestand tegen hoge temperaturen en houdt ook tijdens het verhitten zijn goede eigenschappen.*
Als we kijken naar de kwaliteit kunnen we olijfolie indelen in drie klassen:
*De **extra vierge** (extra virgin) olie is afkomstig van de eerste persing van geselecteerde olijven. Deze olie behoeft geen zuivering en heeft een zuurgraad van 1% of lager.*
*De **vierge** (virgin) olie wordt ook verkregen uit eerste persing en heeft een zuurgraad van 2%.*
*De **eenvoudige olijfolie** wordt door warmte of met behulp van chemische middelen verkregen uit de resterende olijvenpulp. Deze olie moet eerst gezuiverd worden.*
Extra vierge of vierge olijfolie verdienen dan ook de voorkeur.
Voor bewoners rond de Middellandse Zee is het gebruik van olijfolie de gewoonste (en gezondste) zaak van de wereld. In Nederland neemt het gebruik van olijfolie om zowel gastronomische als gezondheidsredenen steeds meer toe.

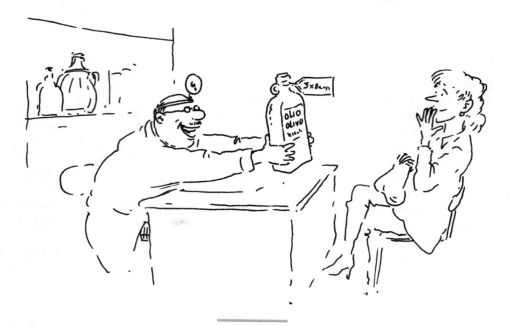

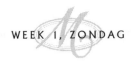

WEEK 1, ZONDAG

ZONDAG: GASTEN VOOR HET DINER

Fruit
Fruitsalade op bed, per persoon:
een kiwi, een halve appel en een plak verse ananas.

Koolhydraatontbijt
Geroosterd volkorenbrood met suikervrije abrikozenjam* en (uitgelekte) magere kwark.
Koffie. Ⓜ

Vetlunch
Paprika met ei uit de oven.

PAPRIKA MET EI UIT DE OVEN
(voor 2 personen)

Ingrediënten
olijfolie Ⓟ
2 (1 rode en 1 groene) paprika's, gehalveerd en zonder zaad
1 teen knoflook, fijn gehakt
100 gram champignons, in kleine stukjes gesneden
1 lente-ui, in ringetjes gesneden
4 eieren
1 theelepel Provençaalse kruiden, of andere gedroogde kruiden
peper & zout
2 takjes basilicum

Voor de garnituur:
½ komkommer, zonder zaad en in reepjes gesneden
eventueel vinaigrette*

Werkwijze
Verwarm de *oven* voor op 120 °C.
Bestrijk twee *ovenvaste schaaltjes* met **olijfolie** en leg in elk schaaltje een **groene** en een **rode paprikahelft**.
Klop in een *kom* de **eieren** los en meng er de **knoflook**, de **champignons**, de **lente-ui** en de **Provençaalse kruiden** door. Breng het geheel op smaak met peper en zout.
Vul met dit mengsel de paprikahelften en giet er een scheutje olijfolie over.
Laat het ei in circa 30 minuten stollen en gaar worden.
Garneer het gerecht met een takje **basilicum** en eet er stukjes **komkommer** bij, indien gewenst met wat **vinaigrette**.

INFO & TIPS

Ⓜ *In fase I is een stukje kaas of een variant daarop het meest 'zeker' als nagerecht bij een vetmaaltijd.*
Neem voor het **kaasplankje** niet meer dan 3 soorten kaas, waarvan tenminste een (extra belegen) boerenkaas. De Hollandse (harde) geitenkaas doet het daarbij ook uitstekend.
Neem in plaats van het stokbrood wat plakjes komkommer en grotchampignons.
Erg lekker, maar iets meer werk, zijn in olijfolie gebakken plakjes courgette of aubergine.

☺ *Het is wel even wennen 'eten met gasten zonder een* **aperitief**'.
Ik maak een paar hapjes om in de stemming te komen.

Bij het hoofdgerecht AUBERGINES 'GEVULD' MET UIENGEHAKT en het kaasplankje 'HOLLANDSE KAAS' naar keuze toe, verdelen we een fles rode wijn.

Ⓟ **Zongedroogde tomaten** *zijn te koop in delicatessenwinkels of op de delicatessenafdeling van de supermarkt.*
Het zijn rijpe Italiaanse tomaten (pomodori), in de zon gedroogd en daarna ingelegd in extra vierge olijfolie. Niet ingelegd in olie zijn ze ook verkrijgbaar.
De tomaatjes hebben een heel intense smaak en geven aan een gerecht een bijzonder accent.
Ook de olie waarin de tomaatjes zijn ingelegd is zeer aromatisch en smaakt heerlijk in gerechten en vinaigrettes.

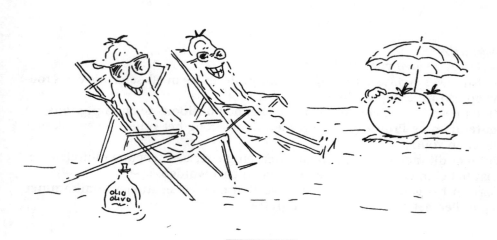

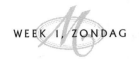

WEEK 1, ZONDAG

⁕ DINER ⁕
vetmaaltijd

AMUSES
◆
AUBERGINES 'GEVULD' MET UIENGEHAKT
◆
KAASPLANKJE HOLLANDSE KAAS Ⓜ

AMUSES ☺
(voor 4 personen)

Ingrediënten

Voor gevulde rosbiefrolletjes met bleekselderij:
8 plakjes rosbief, iets dikker gesneden
2 stengels bleekselderij, geschild en in dunne lengtereepjes gesneden
2 eetlepels roomkaas met kruiden

Voor witlofschuitjes met hüttenkäse en gedroogde tomaatjes:
2 witlofstronkjes
1 bakje hüttenkäse
2 gedroogde tomaatjes Ⓟ, fijngehakt
½ eetlepel olie, afkomstig van de tomaatjes
1 teen knoflook, fijngehakt
1 eetlepel bieslook, in rolletjes geknipt

Voor de garnering:
enkele slabladeren
1 eetlepel gehakte groene kruiden

Werkwijze
Besmeer de plakjes **rosbief** met de **kruidenkaas** en leg op elk plakje een paar reepjes **bleekselderij**.
Rol de rosbief op en steek de rolletjes zonodig vast met een *houten prikker*. Maal er wat peper over.
Meng in een *kommetje* de **hüttenkäse**, de **gedroogde tomaatjes**, de **olie**, de **knoflook** en de **bieslook** goed door elkaar.
Pluk de **witlofblaadjes** los en vul deze met het Hüttenkäsemengsel.
Leg op een *grote schaal* de **slabladeren** en leg om en om een gevuld witlofblaadje en een rosbiefrolletje en strooi er de **groene kruiden** over.

INFO & TIPS

😊 Dit gerecht smaakt niet alleen overheerlijk, het ziet er ook prachtig uit. Het komt oorspronkelijk uit de Turkse keuken en is daar bekend onder de naam 'de verleiding van de Imam'.
De voorbereidingen zijn snel en gemakkelijk, waarna het een uurtje in de oven gaat en u er geen omkijken meer naar hebt. Kortom een gerecht om mee te 'scoren'.
Iedere eter krijgt een hele aubergine, die van te voren in 'lengtestrepen' gedeeltelijk wordt geschild.

T Door het **zaad uit de peper te verwijderen** wordt de peper veel minder heet, maar een beetje peper hoort wel bij dit gerecht.
Een handige truc om de zaden snel te verwijderen is de volgende.
Snijd de aanhechting van de stengel en rol de peper met de 'open' kant, boven het afval, tussen beide handen heen en weer. De zaden vallen er op die manier vanzelf uit. Daarna kunt u de peper gemakkelijk aan rolletjes snijden. Was daarna zorgvuldig (met citroensap of zeep) uw handen. De pepers geven een stof af die branderig kan werken op de huid.

P De smaak van **paprikapoeder** komt beter tot zijn recht als deze wordt meegebakken in de olie. Dat geldt trouwens voor de meeste gemalen kruiden; kerrie, geelwortel, chili, etcetera.
Gedroogd blad van kruiden daarentegen kan beter niet worden meegebakken, ze krijgen dan een aangebrande smaak.

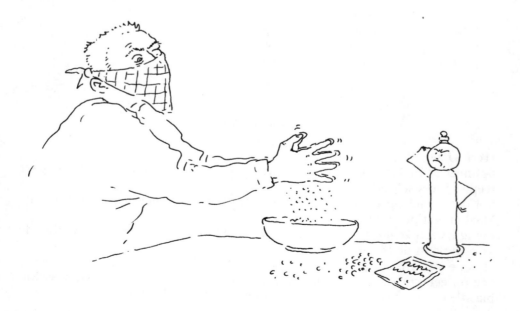

WEEK 1, ZONDAG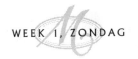

AUBERGINES 'GEVULD' MET UIENGEHAKT ☺
(voor 4 personen)

Ingrediënten

4 aubergines
olijfolie
3 eetlepels olijfolie
300 gram lamsgehakt, grof gemalen
4 tenen knoflook, gehakt
1 spaanse peper ❶, zonder zaad in ringetjes gesneden
2 grote uien, in ringen gesneden
1 theelepel paprikapoeder
4 eetlepels peterselie, gehakt
4 trostomaten, in plakken gesneden
50 gram geraspte belegen kaas
peper & zout

Werkwijze

Was de **aubergines** en trek met de *dunschiller* in de lengte enkele repen schil van de aubergine, deze lijkt nu op een 'Zeppelin'.
Verhit in de *koekenpan* een bodempje **olijfolie** en bak daarin de aubergines rondom bruin. Zorg ervoor dat ze overal voorzien zijn van een laagje olie. Strooi er wat peper en zout over.
Leg de aubergines in een *grote ovenvaste schaal* en laat ze een beetje afkoelen. Verhit de *oven* voor op 180-200°C.
Verhit een deel van de olie in de pan opnieuw en bak het **gehakt** kruimig, voeg de **knoflook**, de **peper**, de **ui** en de **paprikapoeder** ❷ toe en roer alles goed door elkaar. Laat het geheel op laag vuur 10 minuten smoren.
Breng het mengsel op smaak met peper en zout en roer er de **peterselie** door. Snijd de aubergines in vanaf de top tot aan de steelaanzet. Druk de snee een beetje uit elkaar.
Druk het gehaktmengsel in de openingen van de aubergines en verdeel de rest van het gehakt in de ovenschaal rondom de aubergines.
Leg boven op de aubergines enkele **plakken tomaat** en strooi er de **geraspte kaas** over. Schenk over elke aubergine een flinke scheut olijfolie. Plaats de schaal in de oven en maak de aubergines in circa een uur gaar en glazig.

LEVEN VOLGENS DE METHODE MONTIGNAC

INFO & TIPS

(P) **Appelstroop** *bereid op basis van de fructose in de appels, zonder toegevoegde suikers is een prima broodbeleg (koolhydraatmaaltijd).*

(M) *De appel (goede koolhydraten) kan ik nu beter weglaten omdat ik straks een vetmaaltijd als lunch neem. In fase 1 kan dat van invloed zijn op het afvalproces, ook door goede koolhydraten wordt de alvleesklier gestimuleerd om (weliswaar minder)* **insuline** *aan te maken. Daarmee kan reservevet worden opgeslagen.*

(P) *Ik neem geen* **mayonaise***, want wat ik al vreesde: er zit suiker in de mayonaise. Overigens mis ik de dressing niet, de ham maakt de sla smeuïg genoeg! Elders in dit boek staat een recept waarmee u snel zelf mayonaise (zonder toevoegingen) kunt bereiden.*

Het **lezen van etiketten** is heel verrassend, ik kom de meest onverwachte dingen tegen zoals suiker in de worst bijvoorbeeld. Het lezen van etiketten is dan ook ook noodzakelijk om een juiste keuze te kunnen maken.
Belangrijk hulpmiddel bij het beoordelen van voedingsmiddelen op hun samenstelling is **De Nederlandse Voedingsmiddelentabel** uitgegeven door
  Het Voorlichtingsbureau voor de Voeding,
  Postbus 85700
  2508 CK DEN HAAG.
In deze tabel worden de hoeveelheden voedingsstoffen (eiwitten, koolhydraten, vetten, vitaminen, mineralen) per 100 gram voedingsmiddel precies aangegeven. Jammer genoeg is de glycemische index (G.I.) niet aangegeven. De hoeveelheden koolhydraten zijn inclusief suiker.

☺ *Eerst een* **appel***, het duurt nog wel even voor we gaan eten.*
  We eten een koolhydraatmaaltijd en ik ben van plan een ovenschotel te maken.
Lekker maar die moet minstens één uur in de oven staan!
Ik ben blij dat ik gisteren al nagedacht heb over het eten, dus snel aan de slag met de voorbereidingen. Ik maak een dubbele portie, de helft vries ik in voor een volgende keer als er minder tijd is om te koken.
Als de schaal in de oven staat is er eventueel tijd voor een beetje tuinieren of een rondje joggen.

(P) **Aardbeien** *en ander rood zomerfruit bevatten relatief weinig vruchtsuiker en gisten (vers) niet in de maag. U kunt deze dan ook gerust eten na een koolhydraatmaaltijd al dan niet met een portie magere kwark of - yoghurt. Buiten het seizoen kunt u deze vervangen door een eetlepel suikervrije jam.*

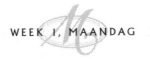

WEEK 1, MAANDAG

MAANDAG

Fruit
Een glas vers sinaasappelsap.

Koolhydraatontbijt
Geroosterde volkoren boterhammen met appelstroop ℗ en magere (uitgelekte) kwark. Koffie.

Tussendoor
Thee en water. Ⓜ

Vetlunch
Sla plus tomaat en een portie magere rauwe ham uit het assortiment van de kantine. ℗

Tussendoor
Thee en water.

Bij thuiskomst
Een appel. ☺

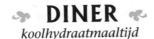

DINER
koolhydraatmaaltijd

TOMATENSAUS MET LINZEN EN PASTA
♦
MAGERE KWARK MET AARDBEIEN ℗

INFO & TIPS

Ⓟ *De meeste **gedroogde peulvruchten** worden voor het koken een aantal uren of langer voorgeweekt in koud water. Linzen vormen hierop een uitzondering, deze worden na het afspoelen onder stromend water direct gekookt.*
Afhankelijk van de soort varieert de kooktijd tussen de 20 en 40 minuten.
Gebruik tijdens het koken geen zout. Door het zout barsten de schillen open en koken de linzen stuk. Voor meer details zie de aanwijzingen op de verpakkingen.

Ⓟ ***Zwitserse strooikaas** is een heel harde, vetloze kaas. Hij wordt gemalen verkocht in strooibusjes (van karton) en kan een boterham of saus heerlijk op smaak maken. De strooikaas wordt ook aan 'het stuk' (een klein rolletje) verkocht dat u met de nootmuskaatrasp kunt raspen.*

Ⓣ *Vries de helft van de tomaten-linzensaus **in** en serveer die een volgende keer met bijvoorbeeld zilvervliesrijst of geroosterd volkorenbrood.*
Met verse kruiden en/of wat soepgroenten smaakt de saus weer als vers.

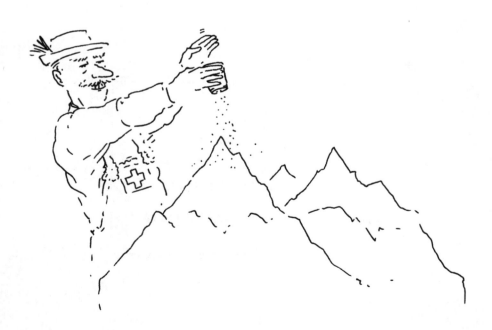

WEEK I, MAANDAG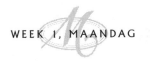

TOMATENSAUS MET LINZEN EN VOLKORENPASTA
(voor 4 porties)

Ingrediënten

1 kg vleestomaten, in plakken gesneden
2 grote rode uien, in plakken gesneden
1 prei, in ringen gesneden
2 spaanse pepers, zonder zaad en in ringen gesneden
2 tenen knoflook, in plakjes gesneden
1 eetlepel Provençaalse kruiden
2 groene paprika's, zonder zaad en in ringen gesneden
peper & zout
Zwitserse strooikaas (0-1% vet)
250 gram linzen
150 gram volkorenpasta (voor 2 personen) of volkoren brood
4 eetlepels gehakte groene kruiden: basilicum, peterselie
komkommerplakjes met citroensap

Werkwijze
Bedek de bodem van een *wijde ovenvaste schaal* met de helft van de **tomaten**, verdeel daarover de **uien** en de **prei**. Strooi daarover de **spaanse peper**, de **knoflook** en de **Provençaalse kruiden**.
Leg er de **paprikaringen** op en dek het geheel af met de **rest van de tomaten**.
Zet de schaal in de *oven* en laat de groenten op 180°C in tenminste een uur (langer mag ook) gaar en zacht worden.
Kook intussen de **linzen** ❾ in ruim kokend water zonder zout in circa 30 minuten gaar. Laat ze daarna uitlekken boven de *zeef*.
Neem na een uur de schaal met groenten uit de oven en roer er de linzen door. Plaats de schaal terug en verwarm de saus door en door. Breng de saus op smaak met peper en zout en strooi er wat **zwitserse strooikaas** ❾ over.
Strooi er vlak voor het serveren de **groene kruiden** over.
Kook de **volkoren pasta** gaar volgens de aanwijzingen op de verpakking en serveer deze bij de groenteschotel.
Serveer bij het gerecht **komkommer** met **citroensap** en gehakte **peterselie**.

LEVEN VOLGENS DE METHODE MONTIGNAC

INFO & TIPS

☺ Voor de zekerheid maak ik een **lunchpakket** voor onderweg.
Het is niet altijd mogelijk om de gewenste voedingsmiddelen te krijgen buiten de deur, althans dat denk ik, maar misschien valt het wel mee.

Ⓜ Montignac geeft als globale richtlijn voor de **verhouding tussen koolhydraat- en vetmaaltijden** in fase I de volgende: van de 21 maaltijden per week zou tenminste de helft koolhydraatmaaltijden moeten zijn.
In dit 'Stap voor stap'boek heb ik met dit advies rekening gehouden. U kunt deze maaltijden natuurlijk gerust verwisselen.
Om praktische redenen zal het vaak zo zijn dat het ontbijt en de lunch koolhydraatmaaltijden zijn en de warme maaltijd een vetmaaltijd.

☺ Heerlijk, het lijkt wel of ik steeds **meer trek (en energie)** krijg.
Voor mijn doen eet ik echt veel.
Ik heb bijvoorbeeld tijdens de lunch 4 sneetjes brood met 'beleg' gegeten.
Opmerkelijk!
Ik heb na de lunch helemaal geen dip gehad en me de hele middag fit gevoeld.

Bij thuiskomst heb ik 'trek'.
Omdat ik dadelijk een vetmaaltijd eet, kan ik beter nu geen fruit eten. Daarom 'anticipeer' ik alvast op die maaltijd door wat kaas en rauwkost te eten. Een glas tomatensap, zonder toevoeging, bestrooid met wat peper. Een plakje worst met bleekselderij is ook heel geschikt.
In Nederland is worst vaak 'gebonden' met een of andere bloem. Vraag dat voor de zekerheid bij uw slager na. De hardere worstsoorten uit Frankrijk of Italië zijn in het algemeen zonder bindmiddelen.

Ⓜ Een hongergevoel kan bij sommige personen de **insuline**productie stimuleren en dus een ongewenste glycemische piek uitlokken. Voorkom dus dat u honger heeft. Bij de Methode Montignac heb je in principe nooit honger.

WEEK 1, DINSDAG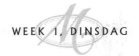

DINSDAG: TUSSENTIJDSE EVALUATIE

Fruit
Sinaasappelsap.

Koolhydraatontbijt
Kwark met ontbijtgranen en een lepel abrikozenjam. Koffie

Tussendoor
Water en 2 appels.

Koolhydraatlunch
Volkorenbrood met uitgelekte kwark, strooikaas en tomaat. ☺ Ⓜ
De tomaat snijd ik pas aan tafel in plakjes.

Tussendoor
Plakje kaas met een 'pluk' peterselie uit de vensterbank. ☺ Ⓜ

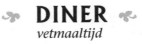

IJSBERGSLA & CHAMPIGNONS
(voor 2 personen)

Ingrediënten
ijsbergsla
4 plakjes salami, in reepjes gesneden
100 gram (grot)champignons, in plakjes gesneden
1 teen knoflook, in plakjes gesneden
1 lente-ui, in ringetjes gesneden
100 gram champignons, in plakjes gesneden
1 eetlepel olijfolie
peper
2 eetlepels gehakte peterselie

PERSOONLIJKE ERVARINGEN

Op de weegschaal is het nog niet echt zichtbaar, maar voor mijn gevoel zitten mijn kleren prettiger en gaat mijn rits gemakkelijker dicht.
Klachten heb ik niet.
Van anderen die met mij 'Montignaccen' hoor ik, dat ze aan het eind van de middag vaak last hebben van een gevoel van malaise en soms wat hoofdpijn. Dat kan samenhangen met 'de omstelling' van de spijsvertering en het 'afkicken' van de suiker.

Fitheid / conditie:

Gewicht / omvang / maten:

Bijzonderheden / opmerkingen:

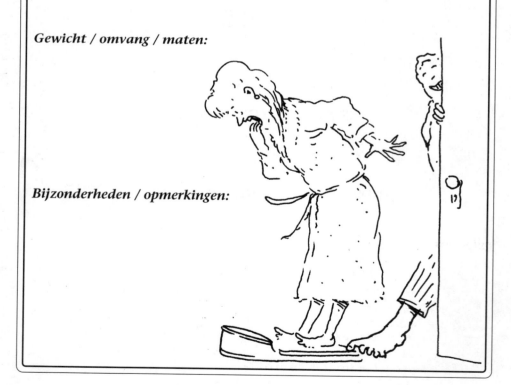

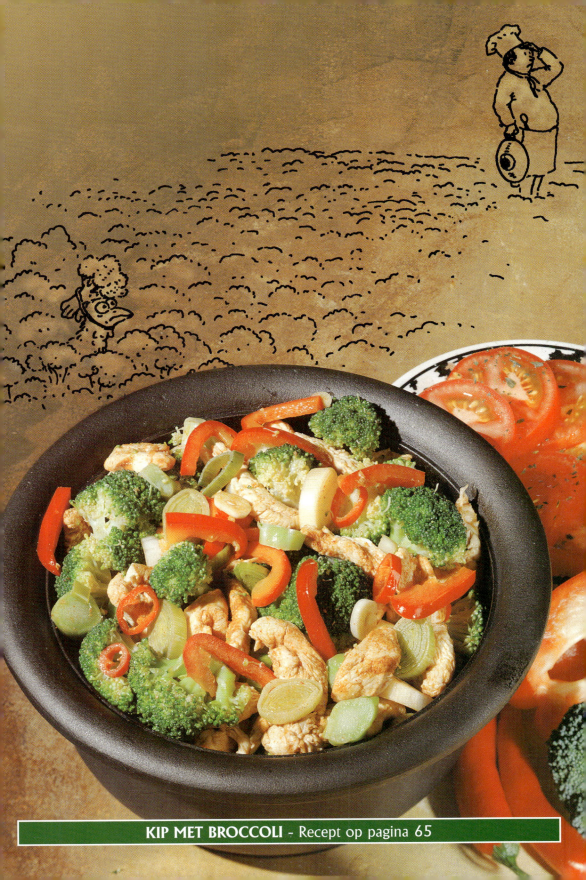

KIP MET BROCCOLI - Recept op pagina 65

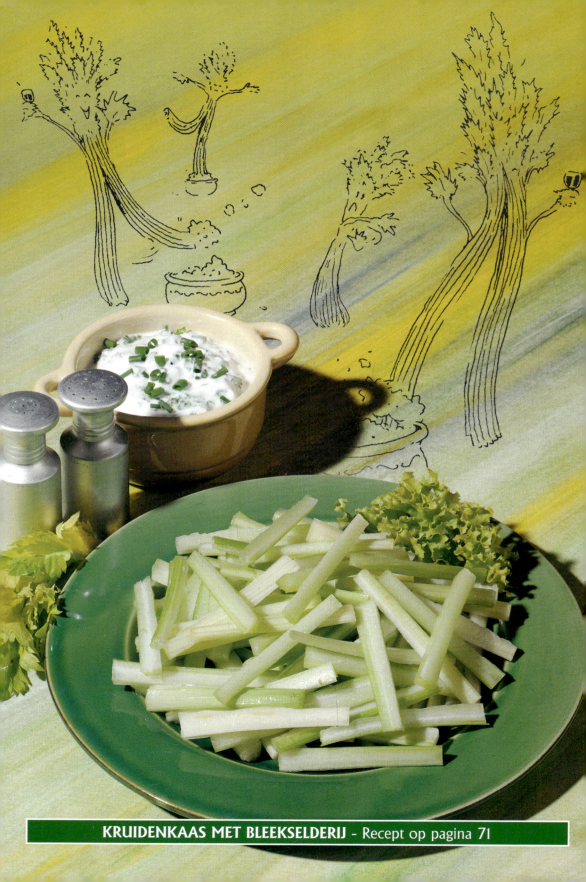

KRUIDENKAAS MET BLEEKSELDERIJ - Recept op pagina 71

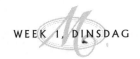

WEEK 1, DINSDAG

Werkwijze
Doe de **salami**, de **knoflook** en de **lente-ui** in een *magnetronschaal* en bak deze ca. 1 minuut op vol vermogen in de *magnetron*. (700- 800 Watt)
Voeg de **champignons** toe en roer alles goed door elkaar, plaats de schaal terug in de magnetron. Bak de champignons in ca. 2 minuten zacht en gaar.
Verdeel de **ijsbergsla** over 2 *borden* en schep daarover de gebakken champignons. Strooi er wat peper en de gehakte **peterselie** over.

KIP MET BROCCOLI UIT DE WOK
(voor 2 personen)

Ingrediënten
1 dubbele kipfilet, in reepjes gesneden bestrooid met cajunkruiden
2 eetlepels olijfolie
1 teen knoflook, in plakjes gesneden
1 spaanse peper, zonder zaad in ringetjes gesneden
1 kleine prei, in ringen gesneden
½ rode paprika, in reepjes gesneden
300 gram broccoli, stengels en roosjes gescheiden, de stengels klein gesneden

Voor de tomatensalade:
2 vleestomaten, in plakken gesneden
vinaigrette*

Werkwijze
Verhit in de *wok* de **olijfolie** en fruit daarin de **knoflook** en de **spaanse peper**. Voeg de kip toe en bak deze rondom bruin. Voeg de **prei**, de **paprika** en de kleingesneden **broccolistengels** toe. Roer alles goed doorelkaar en laat de groenten op laag vuur circa 10 minuten bakken.
Voeg de **broccoliroosjes** toe, roer alles goed doorelkaar en bak de roosjes nog 5-10 minuten, tot ze bijtgaar zijn.
Verdeel het gerecht over 2 *voorverwarmde borden* en serveer er apart de **tomatensalade** bij.

LEVEN VOLGENS DE METHODE MONTIGNAC

INFO & TIPS

😊 Merk dat ik al aardig gewend raak aan de **regelmaat** van een echt ontbijt! Werken met een prettig gevulde maag maakt je veel energieker en strijdlustiger.

Ⓟ **Gepasteuriseerd eiwit** is per liter te koop. Het is dus niet nodig om telkens eitjes te scheiden. In de koelkast stapelen zich dan ook geen bakken met eidooiers op die allemaal weer verwerkt moeten worden. Gebakken zonder olie of vet in een pan met anti-aanbaklaag, op smaak gebracht met peper, zout en (verse) groene kruiden, is het een heerlijk hartig broodbeleg.

😊 Als ik niet precies weet waar ik tijdens de **lunch** ben, neem ik voor de zekerheid een paar sneetjes volkorenbrood met wat suikervrije jam of magere, uitgelekte (kruiden)kwark mee.
Dat bespaart een hoop onrust en gezoek, op dit moment voel ik me snel gefrustreerd als ik niet kan eten, wat ik me dat voorgenomen heb.
Maar dat heeft te maken met de onzekerheid van het begin. dat gaat op den duur wel over verwacht ik. Bovendien is dat in fase II ook niet meer aan de orde.

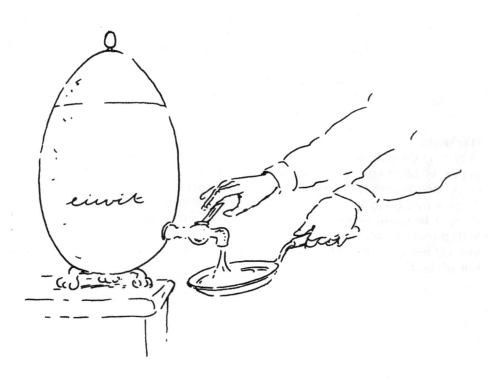

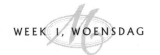

WEEK 1, WOENSDAG

WOENSDAG: ONZE HUISVRIENDIN EET MEE

Fruit ☺
Twee rijpe kiwi's, gegeten als een zacht gekookt eitje, uit de schil.

Koolhydraatontbijt
Van een bevriend 'Montignaccer' de volgende tip voor op brood: **Eiwit** ❿ met peper en zout bakken <u>zonder</u> olie of vet in een pan met anti-aanbaklaag, daarna bestrooien met **peterselie** en **bieslook** en je hebt een heerlijke hartige boterham.
Kop thee

Tussendoor
Koffie en een appel.

Vetlunch
Meegenomen van thuis ☺: volkorenbrood met abrikozen- en pruimenjam*.

Tussendoor
Water en thee.

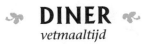

TOMAAT MET MOZZARELLA
◆
SPITSKOOL UIT DE WOK
◆
KRUIDENKAAS MET BLEEKSELDERIJ

LEVEN VOLGENS DE METHODE MONTIGNAC

INFO & TIPS

(P) Mozzarella is een zachte kaas zonder korst, met een wat taaie structuur, maar bij een verse Mozzarella is dat heel verrassend en zeker niet negatief. Tegenwoordig wordt de meeste Mozzarella gemaakt van koemelk, oorspronkelijk was dat buffelmelk. Deze laatste soort is zeer sporadisch te koop in specialiteiten zaken. Mozarella van buffelmelk is relatief wat duurder maar wel bijzonder smakelijk. Het vetpercentage is 40%, gelijk aan dat van andere kazen. Mozzarella is zowel koud als warm te gebruiken.

(P) Basilicumblaadjes zijn heel teer, wassen en hakken verminderen het aroma sterk. Behandel ze daarom heel voorzichtig. Als het niet echt nodig is was ze dan niet en scheur de blaadjes klein in plaats van hakken of snijden.

(☺) Om tijdens de maaltijd zo kort mogelijk van tafel te zijn, bak ik het gehakt vooraf kruimig en bak ik ook de groenten -op de kool na- bijtgaar. Ik hoef dan alleen nog maar de gesneden kool toe te voegen en glazig te bakken, dat duurt niet langer dan 5 minuten.

(T) Liefhebbers van venkel kunnen de peultjes vervangen door een venkelknol. Vervang de kummel door venkelzaad en u heeft een nieuw gerecht.

(M) De glycemische index (G.I.) van **rauwe** wortels is 35, door het koken wordt deze verhoogd tot 85. Gekookte wortels zijn dus slechte koolhydraten. Eet daarom alleen rauwe wortels.
Niet alleen de bereidingswijze heeft invloed op de G.I., deze kan ook variëren naar gelang de soort.

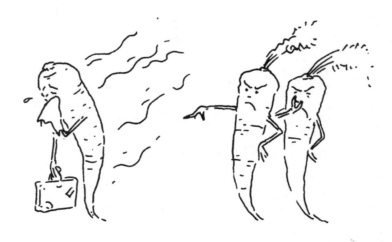

WEEK 1, WOENSDAG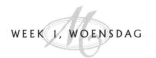

TOMAAT MET MOZZARELLA ⓟ
(voor 3 personen)

Ingrediënten
3 grote vleestomaten, in mooie plakken gesneden
2 bolletjes Mozzarella (250 gram), in plakjes gesneden
1 lente-ui, in ringetjes gesneden
3 eetlepels olijfolie
6 takjes basilicum
peper & zout

Werkwijze
Leg (verdeeld over 3 borden) de plakken **tomaat** om en om met de plakjes **Mozzarella** in een cirkel op het bord.
Strooi daarover de **lente-ui** en wat peper. Sprenkel er de olijfolie over.
Scheur de blaadjes **basilicum** ⓟ en garneer daarmee de salade.

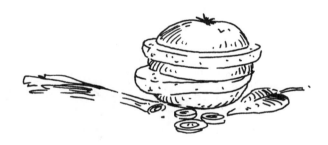

SPITSKOOL UIT DE WOK ☺
(voor 3 personen)

Ingrediënten
300 gram grof rundergehakt
3 eetlepels olijfolie
2 tenen knoflook, fijngehakt
1 spaanse peper in ringetjes gesneden
stukje gemberwortel, geraspt of fijngehakt
2 rode uien, in repen gesneden
200 gram peultjes ⓣ
1 jonge spitskool, gehalveerd en in repen gesneden
½ theelepel kummelzaad
peper & zout
3 kleine worteltjes Ⓜ, geraspt
3 eetlepels gehakte groene kruiden: koriander of peterselie

INFO & TIPS

(M) Bij de koolschotel en de kaas nemen we een **glas wijn**, bij de salade slaan we dat over. We zijn immers nog in **fase 1**, de afvalfase, meer wijn kan dan het snelle afvallen belemmeren.

(☺) Een goede **voorbereiding** is het halve werk. Ook dit gerecht zet ik alvast klaar op de schaal, zodat ik dat alleen nog maar op tafel hoef te zetten op het gewenste moment.
Zorg er wel voor dat de kaascrème en de selderij op kamertemperatuur zijn.

(T) In plaats van bleekselderij kunt u voor de **variatie** natuurlijk ook andere groenten nemen zoals: plakjes komkommer, rettich, tomaat. Ook rauwe champignons en plakjes courgette smaken heerlijk bij deze romige kaascrème.

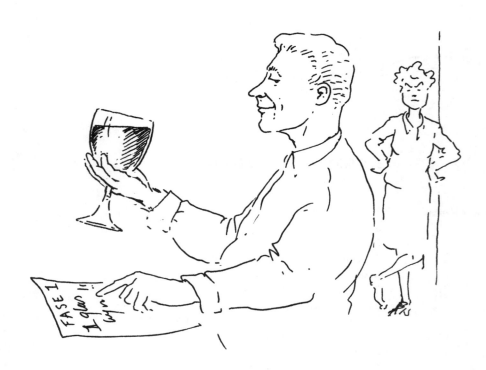

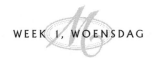

WEEK 1, WOENSDAG

Werkwijze
Verhit de *wok* of *koekenpan* en roerbak daarin het **gehakt** kruimig. Voeg de **olijfolie** toe en verwarm deze. Bak de **knoflook**, de **spaanse peper** en de **gemberwortel** kort, voeg de **peultjes** en de **ui** toe en roerbak de groenten circa 5 minuten op niet te hoog vuur.
Tot zover kunt u het gerecht gerust een uur vantevoren bereiden.
Dek de wok met een *deksel* af tot gebruik.
Verwarm de groenten opnieuw en voeg portiegewijs de gesneden **kool** toe en bak deze nog circa 5 minuten mee. De kool moet door en door warm zijn en een beetje glazig. Hij moet wel nog knapperig zijn.
Voeg de **kummel** toe en breng het gerecht op smaak met peper en zout.
Verdeel de groenten over de *voorverwarmde borden* en garneer het gerecht met geraspte rauwe **wortel** (voor de kleur) en **groene kruiden**.
Ⓜ

KRUIDENKAAS MET BLEEKSELDERIJ ☺
(voor 3 personen)

Ingrediënten
150 gram roomkaas
1 teen knoflook, fijngehakt
1 eetlepel fijngehakte groene kruiden: bieslook, selderijgroen
1 theelepel citroensap
peper & zout
Stengels bleekselderij ❶, geschild en in dunne lengterepen gesneden

Werkwijze
Roer in een *kom* de **roomkaas** zacht en meng er de **knoflook**, de **groene kruiden** en het **citroensap** door. Breng het mengsel op smaak met peper en zout.
Doe de kaascréme in een klein bakje, zet dat in het midden op een grote schaal en leg er de **selderijrepen** omheen.
Aan tafel neemt dan ieder een toefje kaas op een reepje selderij, smaakt heerlijk bij het laatste slokje wijn.

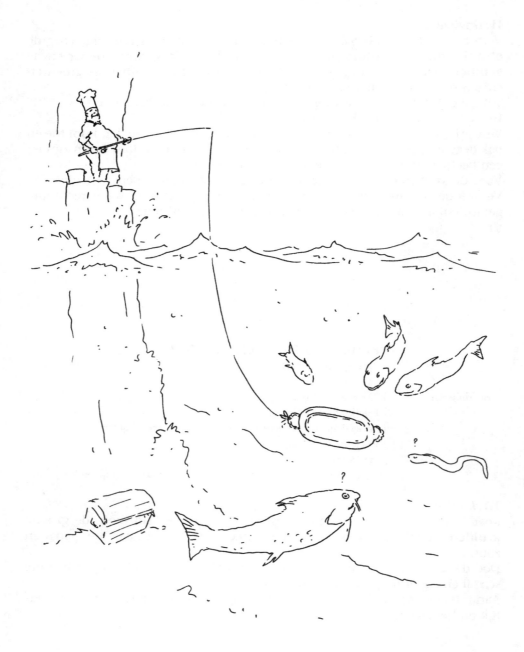

WEEK 1, DONDERDAG

DONDERDAG: VERSE VIS OP HET MENU

Fruit/ontbijt
Het moet effe snel vanochtend.
Een appel uit het vuistje en wat sneetjes volkorenbrood voor onderweg en tijdens de lunch, een bakje kwark, een tomaat en een extra appel.

Tussendoor
Eerst een kopje koffie en dan de appel maar, voor het brood is er geen gelegenheid.

Koolhydraatlunch
De boterhammen met uitgelekte magere kwark en tomaat smaken heerlijk, ik had wel honger.

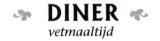

DINER
vetmaaltijd

VELDSLA MET GEROOKTE SPROTJES
◆
KABELJAUWMOTEN MET VENKEL

VELDSLA MET GEROOKTE SPROTJES
(voor 2 personen)

Ingrediënten
50 gram veldsla, gewassen en gedroogd
1 tomaat, gehalveerd en ontdaan van het zaad
100 gram gerookte en gefileerde sprotjes
1 eetlepel mayonaise*
1 eetlepel uitgelekte kwark of yoghurt
½ lente-ui, fijngehakt
1 eetlepel venkelgroen fijngehakt
peper & zout
(olijfolie)

LEVEN VOLGENS DE METHODE MONTIGNAC

INFO & TIPS

😊 Vandaag eten we voor de afwisseling en 'het lekker' natuurlijk **verse vis**. Vis, ook vette vis is een heel gezond voedingsmiddel en kan naar hartelust worden gegeten. Koop verse vis bij een betrouwbare en deskundige leverancier, zodat u zeker weet dat de vis van goede kwaliteit.

🅿 **Kappertjes** zijn de bloemknoppen van de kappertjesstruik die alleen in warme streken groeit. Ze worden ingelegd in azijn en geven een zachtzure smaak aan een saus of gerecht.
Lekkere kappertjes zien er donkergroen en glanzend uit en voelen stevig aan.

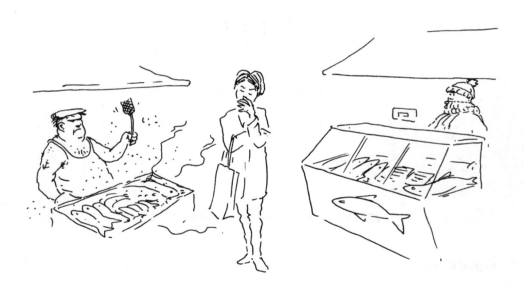

WEEK 1, DONDERDAG

Werkwijze
Roer in een *kom* de **kwark** door de **mayonaise** en breng dit mengsel op smaak met de **lente-ui**, de gehakte **venkel** en eventueel wat peper en zout.
Verdeel de **veldsla** over de *saladeborden*, vul de **tomaathelften** met het kwarkmengsel en zet die in het midden op het bord.
Leg in een ster de **sprotjes** om de tomaat en serveer dit gerecht, eventueel met wat extra **olijfolie**, over de veldsla.

KABELJAUWMOTEN MET VENKEL ☺
(voor 2 personen)

Ingrediënten
2 kabeljauwmoten, ca. 150 gram per stuk
olijfolie
1 grote of 2 kleine venkelknollen, in repen gesneden
1 prei, in ringen gesneden
1 teen knoflook, fijngehakt
½ lente-ui, fijngehakt
1 eetlepel kappertjes ❷
peper & zout
deel van het venkelgroen, fijngehakt

Werkwijze
Verwarm de *oven* voor op 140-160 °C
Doe de **venkel**, de **prei** en de **knoflook** in een *magnetronschaal*, dek de schaal af met een *deksel* of *magnetronfolie* en maak de groenten in ca. 6 minuten bijtgaar op vol vermogen.
Roer er, uit de magnetron, de **lente-ui** en de **kappertjes** door.
Bestrooi de **kabeljauw** met peper en zout.
Verdeel de groenten over twee *ovenvaste schaaltjes* en leg daarop een moot vis. Schenk er wat **olijfolie** over en maak de vis, in circa 20 minuten, gaar in de oven.
Strooi er, tot slot, het fijngehakte **venkelgroen** over.

LEVEN VOLGENS DE METHODE MONTIGNAC

INFO & TIPS

😊 Ik had niet gedacht dat ik **koffie** zo snel zou 'afleren'.
Vroeger had ik rond deze tijd, zeker bij vergaderingen en andere werkzaamheden buitenshuis, al 4-6 koppen op. Nu 'steiger' ik bij 2.
Daarna drink ik gewoon water of mineraal water zonder prik.
Tijdens de maaltijden drink ik meestal een glas wijn en geen water, tussen de maaltijden drink ik regelmatig een glas water uit de kraan.

🅿 Hoe doen we dat? Iedereen wil naar het **'broodje gezond'** café?
Ik bestel alleen 'gezond' en dat blijkt te kunnen.
Ik krijg <u>een bord met sla en tomaat en daarover plakjes brie, zonder brood</u>.
Heerlijk, de anderen hebben bijna spijt van de eigen keuze.
Het is dus toch een kwestie van vragen.

De andere variant is ook heel lekker:
<u>Een volkoren of bruin stokbroodje met plakken tomaat, komkommer, sla en een snufje kruidenzout</u>, zonder boter en/of vleeswaren, smaken ook heerlijk!
Het wordt voor 'buitenstaanders' steeds duidelijker dat de Methode Montignac geen dieet is maar een leefwijze, en een heel smakelijke ook nog!

😊 Vanavond eet ik een **koolhydraatmaaltijd**, daaraan vooraf (tenminste 20 minuten) past en smaakt een portie fruit heel goed.

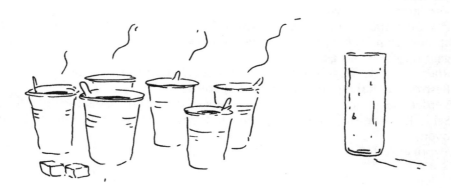

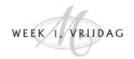

WEEK 1, VRIJDAG

VRIJDAG: DE EERSTE WEEK MONTIGNAC ZIT ER BIJNA OP

Fruit
Sinaasappelsap.

Koolhydraatontbijt
Bakje magere kwark met ontbijtgranen en abrikozenjam. Koffie.

Tussendoor
2 koffie. ☺

Vetlunch
'Broodje gezond'. ℗

Tussendoor
Thee en een appel. ☺

❦ DINER ❧
koolhydraatmaaltijd

GEVULDE TOMAAT MET KRUIDENKWARK
◆
GROENEGROENTERIJST MET CHAMPIGNONS

GEVULDE TOMAAT MET KRUIDENKWARK
(voor 2 personen)

Ingrediënten   2 grote vleestomaten, het kapje eraf en de zaden verwijderd
½ komkommer, in plakjes gesneden
6 eetlepels magere kwark
beetje citroensap
2 eetlepels gehakte groene kruiden: bieslook, kervel, peterselie
peper & zout

LEVEN VOLGENS DE METHODE MONTIGNAC

INFO & TIPS

 Het glas wijn smaakt ook heerlijk bij een koolhydraatmaaltijd.

PERSOONLIJKE ERVARINGEN

Op de weegschaal is het succes van de Methode Montignac nu een beetje zichtbaar.
Ik kan het bijna niet geloven. Ik heb niet alleen heel lekker gegeten maar ook heel veel. Honger en afzien is er deze keer niet bij.
Ook voel ik me heerlijk actief en soms zelf een beetje overmoedig!

Fitheid / conditie:

Gewicht / omvang / maten:

Bijzonderheden / opmerkingen:

WEEK 1, VRIJDAG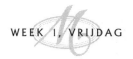

Werkwijze
Meng in een *kom* de **kwark** met het **citroensap** en de **groene kruiden** en breng de vulling op smaak met peper en zout. Vul daarmee de tomaat. Verdeel de **komkommer**plakjes over 2 *saladebordjes* en zet in het midden de gevulde tomaat. Strooi er eventueel nog wat peper over.
☻

GROENE GROENTERIJST MET CHAMPIGNONS
(voor 2 personen)

Ingrediënten
200 gram zilvervliesrijst
2,5 dl groentebouillon (poeder)
1 groene paprika, in reepjes gesneden
1 prei, in ringetjes gesneden
1 teen knoflook, fijngehakt
250 gram spinazie of zuring, gewassen en kleingesneden
250 gram champignons, in plakjes gesneden

Voor de garnering:
spinazieblaadjes
plakjes champignons

Werkwijze
Breng de **bouillon**, de **rijst**, de **paprika**, de **prei** en de **knoflook** in een *kookpan* aan de kook en roer alles een keer heel goed door. Zet de warmtebron laag en sluit de pan met een *deksel*.
Maak de rijst en de groenten in circa 40 minuten gaar en zacht. Controleer tussendoor of de bouillon niet te snel verdampt. Voeg zonodig wat extra bouillon toe.
Doe de **champignons** in een *magnetronschaal* en maak deze in circa 3 minuten zonder deksel op vol vermogen bijtgaar.
Roer de champignons samen met de **spinazie** of **zuring** door de gare rijstgroenteschotel en breng het gerecht zonodig op smaak met peper en zout. Garneer het gerecht met de kleingesneden **spinazieblaadjes** en **champignonplakjes**.

LEVEN VOLGENS DE METHODE MONTIGNAC

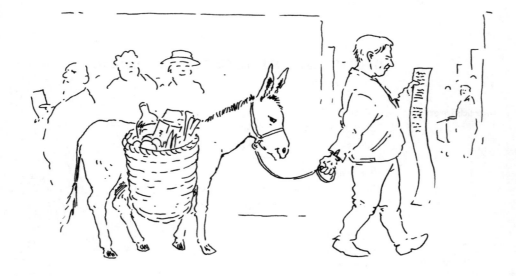

WEEK 2: SPECIFIEKE BOODSCHAPPEN

SPECIFIEKE BOODSCHAPPEN VOOR WEEK 2

Voor voorbereidingen en algemene boodschappen zie de lijst op pagina 28.
Hier een lijst van de ingrediënten die gebruikt worden in de recepturen voor week 2.
N.B. de hoeveelheden moet u aanpassen aan de eigen behoefte!

Groenten & Fruit	Vlees, Kip & Vleeswaren	Zuivel & Diversen
voor fruit en kruiden zie de algemene lijst **groenten:** extra courgettes extra tomaten grotchampignons prei broccoli koolrabi selderijknol **kruiden:** zuring koriander	**vlees:** rundergehakt **kip:** kipfilet **vleeswaren:** tartaarworst **vis:** ansjovis (blik) tonijn (blik)	*zuivel naar persoonlijke voorkeur en behoefte* **kaas:** komijnekaas feta roomkaas (Mon Chou) hüttenkäse zwitserse strooikaas Mozzarella *kaas naar voorkeur* **diversen:** vanillestokje linzen

Voor vrijdag is er een etentje gepland met 4 gasten.
Dat betekent extra boodschappen doen. Wilt u ook zo'n etentje organiseren plan dan tijdig uw boodschappen.
De volgende zaken heeft u daarvoor in ieder geval nodig:

groenten: aubergines gemengde salade vleestomaten lente-ui komkommer **kruiden:** basilicum munt peterselie	**vlees:** lamsgehakt	**kaas:** feta Mozzarella **diversen:** tomatenpuree

LEVEN VOLGENS DE METHODE MONTIGNAC

INFO & TIPS

😊 Het **verse sap** bevalt me uitstekend.
Het is opwekkend en stimuleert mijn spijsvertering.

Ⓜ Montignac raadt aan om fruit op een **lege maag** te eten en daarna met andere voedingsmiddelen te wachten tot het fruit de maag gepasseerd heeft.
Dat duurt tussen de 20 en 30 minuten.
Daarom is voor veel mensen de vroege ochtend op de nuchtere maag en een half uur voor een koolhydraatlunch een gunstig tijdstip voor het fruit.

Ⓜ Het gebruik van **zoetstof**:
Voor mensen die van zoet houden is het schrappen van alle zoet en suiker, zoals dat door Montignac wordt aanbevolen, beslist even wennen.
Zoetstof kan -zeker in het begin- helpen om de overstap te maken.
Probeer langzaamaan de hoeveelheid zoetstoffen per dag te verminderen.
Sommige zoetstoffen (onder andere Aspartaam) neppen als het ware met hun zoete smaak het lichaam en stimuleren toch de insulineproductie, met alle gevolgen van dien.
Hoe eerder u de zoete smaak afleert, des te eerder proeft u weer echt wat u eet en kunt u weer genieten van pure en natuurlijk smaken.

Ⓟ U kunt ook fructose gebruiken. **Fructose** is een suiker die voorkomt in vruchten. Fructose heeft een relatief hoge zoetkracht, het is anderhalve keer zoeter dan gewone suiker. Het is een goede koolhydraat (G.I. van 20) die afgebroken wordt in de lever en daarom weinig invloed uitoefent op de insulineproductie.
In fase I kunt u deze bij een koolhydraatmaaltijd dan ook (met mate) gebruiken.
In fase II kunt u fructose -in combinatie met vetten- ook gebruiken om bijvoorbeeld taart te bakken.

😊 **Boodschappen doen** is niet voor iedereen een favoriete bezigheid.
Met een beetje planning en zorgvuldigheid bij de praktische uitvoering kunt u de nadelen tot een minimum beperken:
- probeer op een tijdstip te gaan dat het niet druk is
- maak een duidelijke lijst ingedeeld naar leverancier of supermarktafdeling
- zorg voor een goede verstandhouding met uw leverancier, dan kunt u het af en toe ook telefonisch regelen

Zelf heb ik er een gewoonte van gemaakt om tijdens het opruimen van de boodschappen ook al de nodige 'voorbewerkingen' te doen:
- voor een aantal dagen/week basisvinaigrette* en/of mayonaise* maken
- magere kwark en yoghurt laten uitlekken
- suikervrije jam(s) maken.

😊 **Uitgelekte kwark** met strooikaas tomaat en komkommer is zeker een alternatief voor een 'broodje gezond'.

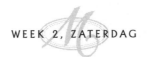

WEEK 2, ZATERDAG

ZATERDAG: OP NAAR EEN NIEUWE MONTIGNACWEEK

Fruit ☺
Eerst weer wakker worden met een glas sinaasappel-grapefruitsap. Ⓜ

Koolhydraatontbijt
Magere kwark, ontbijtgranen, in plaats van zoetstof Ⓜ Ⓟ een lepel pruimenjam*.
Koffie.

Tussendoor ☺
Koffie en een appel.

Koolhydraatlunch ☺
Volkorenbrood, besmeerd met uitgelekte kwark, peper zout en groene kruiden, een grote vleestomaat en plakjes komkommer.

Tussendoor
Thee plus water.

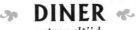

DINER
vetmaaltijd

(KOUDE) TOMATENSOEP
◆
COURGETTE MET KIP UIT DE OVEN
◆
KOMIJNEKAASROLLETJES

(KOUDE) TOMATENSOEP
(voor 2 personen)

Ingrediënten
eventueel 2 keer 2 eetlepels olijfolie
1 teen knoflook, fijngehakt
1 prei, in ringen gesneden
1 blik gepelde tomaten
2 eetlepels groene kruiden, fijn gehakt:
bieslook, peterselie, venkel

INFO & TIPS

🅿 *Maak de soep weer lekker vers met veel fijngehakte* **groene kruiden**.
Hak deze pas fijn vlak voor het serveren en voeg ze ook pas toe nadat de pan van de warmtebron is. De smaak blijft zo het beste behouden.
Bieslook moet u nooit hakken, het beste kunt bieslook in fijne rolletjes knippen met de keukenschaar.

🅣 *De* **tomatensoep** *smaakt zowel warm als* **koud** *lekker. U kunt deze soep daarom heel goed van tevoren bereiden. Op het moment dat u de soep wilt eten kunt u deze direct vanuit de koelkast of vanaf de warmtebron serveren.*
Maak een dubbele portie en vries de helft in voor een werkdag waarop u minder tijd heeft om te koken.

☺ *Bij de kip en de kaas drinken we een glas* **rode wijn**. *We wennen er al een beetje aan om voor het eten niet te drinken. Als we toch een slokje vooraf nemen, eten we eerst een kleinigheid: een plakje vleeswaren, een stukje selderij met wat roomkaas of een stukje kaas.*

🅣 *De COURGETTE MET KIP kunt u ook goed* **voorbereiden**.
Plaats het voorbereide gerecht tot gebruik in de koelkast en maak het vlak voor de maaltijd gaar in de oven.
In plaats van kipfilet kunt u ook kalkoenfilet (circa 250 gram) gebruiken voor dit gerecht.

🅣 *Serveer -indien gewenst- bij dit gerecht een* **gemengde salade** *met een frisse dressing op basis van yoghurt bijvoorbeeld:*
4 eetlepels volle yoghurt
2 eetlepels mayonaise
2 eetlepels witte wijn of bouillon
2 eetlepels peterselie, fijn gehakt

☺ *Dit gerecht at ik vroeger -als het heel snel moest- altijd met aardappelschijfjes.*
Ik was reuze benieuwd hoe het zou smaken met courgetteplakjes.
Ik vond het eerlijk gezegd met courgettes nog lekkerder.
Ook de proef met aubergineplakken was overheerlijk.

WEEK 2, ZATERDAG

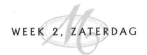

Werkwijze
Verhit de **olie** in een magnetronschaal (ca. $^1/_2$ minuut op vol vermogen), voeg de **knoflook** en de **prei** toe en bak deze 2 minuten op vol vermogen in de magnetron zacht en gaar.
Doe er de **tomaten** bij en pureer het geheel in de *keukenmachine* of met de *staafmixer* tot een gladde soep.
Als u de soep warm eet, verwarm deze opnieuw in de *magnetron*. Wilt u de soep koud eten laat deze dan na het pureren door en door afkoelen (zeker 4 uur in de koelkast).
Garneer de soep voor het serveren met de **groene kruiden**. ⓟ
ⓣ

COURGETTE MET KIP UIT DE OVEN ☺ ⓣ
(voor 2 personen)

Ingrediënten
1 dubbele kipfilet, verdeeld in circa 10 stukken
10 plakjes ontbijtspek
olijfolie
1 courgette, in plakken gesneden
1 rode ui, in ringen gesneden
1 grote vleestomaat in plakken gesneden
1 teen knoflook, fijngehakt
1 eetlepel fijngehakte tijm
peper en zout

Werkwijze
Verwarm de oven voor op 160 °C.
Bestrijk 2 *ovenvaste schaaltjes* met **olijfolie** en verdeel daarover de **helft van de courgetteplakken**. Leg daarop de **uiringen** en de **tomaatplakken**.
Strooi er de **tijm**, de **knoflook** en wat peper over. Dek het geheel af met de resterende courgetteplakken.
Rol elk stukje **kip** in een reepje **ontbijtspek** en leg de ingerolde kip op de courgette.
Zet de schaaltjes in de oven en maak de groenten en de kip gaar in ca. 30 minuten.
Breng het gerecht zo nodig op smaak met wat zout.
ⓣ ☺

INFO & TIPS

P De **komijnekaas** kunt u -indien gewenst- vervangen door friese nagelkaas of mosterdkaas. De vulling op basis van mayonaise maakt het gerecht heerlijk fris en toch romig.

T De **opgerolde kaasplakken snijden** het gemakkelijkst wanneer u deze enkele uren laat opstijven in de koelkast. Houd daar bij de bereiding rekening mee.
Snijd ze daarna meteen in plakjes en laat ze weer op kamertemperatuur komen. Verwarm zonodig voor het snijden van de koude kaasrolletjes het mes voor in heet water.

☺ Het was een beetje veel allemaal. De kaasrolletjes eten we wat later op de avond met een extra glas wijn. Het is tenslotte zaterdag en morgen kunnen we uitslapen.

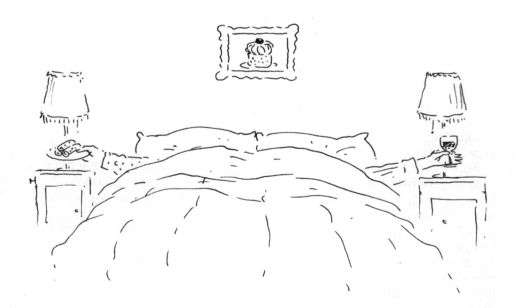

WEEK 2, ZATERDAG

KOMIJNEKAASROLLETJES
(voor 2 personen)

Ingrediënten
2 plakken belegen komijnekaas ⓟ, iets dikker gesneden
2 stengels bleekselderij, in dunne reepjes gesneden
2 jonge worteltjes, geraspt
1 eetlepel selderijblad, fijn gehakt
1 eetlepel mayonaise*
½ eetlepel citroensap
peper
2 grote bladeren eikenbladsla

Werkwijze
Meng in een *kom* de reepjes **selderij** en de geraspte **wortel** met de **mayonaise** en het **citroensap** en breng de salade op smaak met peper en het **selderijblad**.
Leg de plakken **komijnekaas** op een *plank* en verdeel daarover de salade. Rol de kaas op.
Laat de rolletjes opstijven in de koelkast en haal ze tijdig uit de koelkast. Snijd de koude rollen in plakken van circa 2 cm en laat ze op kamertemperatuur komen. ⓣ
Leg op *twee bordjes* een blad **eikenblad sla** en verdeel daarover de plakjes kaasrol. ☺

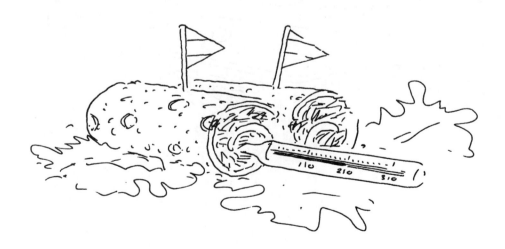

LEVEN VOLGENS DE METHODE MONTIGNAC

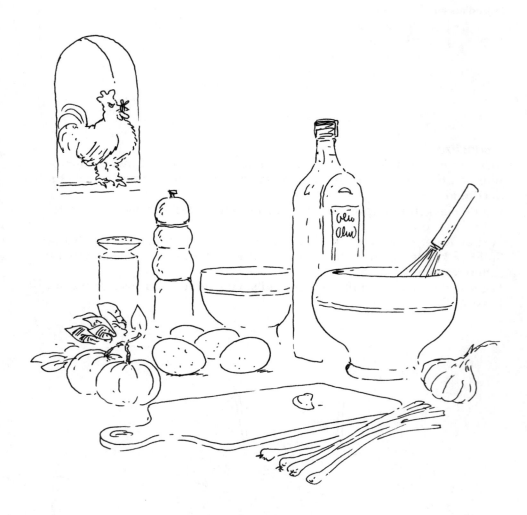

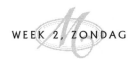

WEEK 2, ZONDAG

ZONDAG: EEN BUITENDAG, HARD WERKEN IN DE TUIN

Fruit
Fruitsalade op bed: verse ananas met appel.

Laat vetontbijt

OMELET MET ZURING
(voor 2 personen)

Ingrediënten
olijfolie
4 eieren, gesplitst in dooier en wit
1 teen knoflook, fijn gehakt
1 lente-ui, in ringetjes gesneden
1 bosje zuring of 100 gram spinazie, in reepjes gesneden
peper & zout

Voor de garnituur:
2 grote tomaten, in plakken gesneden
eventueel wat vinaigrette
blaadjes zuring of spinazie

Werkwijze
Klop in een *kom* de **eiwitten** zeer stijf.
Klop in een andere *kom* de **eidooiers** tot een schuimige massa en meng er de **knoflook** en de **lente-ui** door. Breng het geheel op smaak met peper en zout.
Spatel het eiwit voorzichtig door het eidooiermengsel.
Verhit in de *koekenpan* wat **olijfolie** en bak de omelet aan de onderkant gaar en stevig.
Bedek één helft met de zuring of spinazieblaadjes en klap de andere helft er overheen.
Dek de pan af met *deksel* en laat de rest van het ei op laag vuur stollen.
Verdeel de omelet over 2 borden en garneer deze met enkele blaadjes **zuring** of **spinazie**. Geef er indien gewenst tomatensalade bij.

Late koolhydraatlunch
Kop koffie met volkorenbrood met abrikozenjam* en vanillekwark.
De vanillekwark maakt u als volgt:
Snijd een 1/2 vanillestokje open en krap er de vanillezaadjes uit. Meng deze samen met de rasp van 1/2 citroen en eventueel wat zoetstof door circa 250 gram magere (uitgelekte) kwark en garneer daarmee (*spuitzak*) de (geroosterde) volkoren boterham met zelfgemaakte abrikozenjam. Garneer het geheel met een takje citroenmelisse.
Zo'n boterham ziet er uit en smaakt als een taartje.

INFO & TIPS

🙂 Na het harde werken in de tuin weet ik uit ervaring dat ik wèl trek heb, maar niet echt zin om eten te bereiden. Daarom bereid ik een gerecht voor dat straks alleen maar in de oven hoeft te worden verwarmd.
Met **vooraf** wat rauwkost en een plakje vleeswaren en **toe** een blokje kaas kunnen we dan -na gedane arbeid- op riante manier onze honger stillen.

T Gebruik voor het **gehaktbrood** heel mager rundergehakt. Tijdens het bakken in de oven, bakt het vet weg. Als er veel vet in het gehakt zit valt het brood gemakkelijk uit elkaar. Ook de smaak van de kruiden wordt dan veel nadrukkelijker. Als het brood onverhoopt toch uit elkaar valt, 'bind' het dan een volgende keer met gemalen rauwe champignons.
Dit gehaktbrood smaakt ook koud, bij een buffetmaaltijd heerlijk.
Zelf houd ik van de 'slordige' variant van het gehaktbrood.
Als u een **strak gehaktbrood** wil, bak het dan in een met olie ingesmeerd cakeblik. Nadat het brood enigszins afgekoeld is kunt u het storten en er mooie plakken van snijden.
Wat overblijft van het gehaktbrood, kunt u gemakkelijk opwarmen of met wat sla gebruiken als (meeneem)lunch.

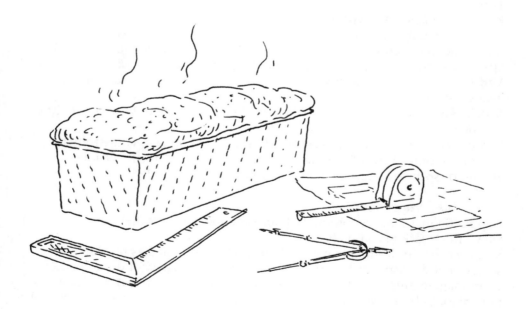

WEEK 2, ZONDAG

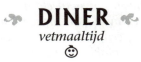

DINER
vetmaaltijd

TARTAARWORST MET WITLOF
◆
GEHAKTBROOD MET KRUIDENVULLING
(OVENSCHOTEL)
◆
KOOLRABISTAMPPOT
◆
KAASBLOKJES MET BLEEKSELDERIJ

Vooraf
Pluk **2 witlofstronkjes** los en zet ze rechtop in een glas. Plaats dat op een bord en leg daarom heen plakjes **(tartaar)worst**.
Combineer nu telkens een witlofblaadje met een plakje worst.

GEHAKTBROOD MET KRUIDENVULLING ❶
(voor 6 tot 8 personen)

Ingrediënten

1 kg mager rundergehakt
3 eieren
peper & zout

Voor de vulling:
2 sjalotjes
1 teen knoflook
1 bos basilicum
100 gram Parmezaanse kaas, geraspt
3 eetlepels kappertjes
2 eetlepels olijfolie
100 gram rauwe ham, in dunne plakjes gesneden
100 gram belegen kaas, in plakken gesneden

INFO & TIPS

🅣 De koolrabistamppot kunt u -bijvoorbeeld in de **Römertopf**- tegelijkertijd met het gehaktbrood in de oven gaar maken. Dek het eerste half uur de ovenschaal af met een deksel of een stuk aluminiumfolie. Daarmee voorkomt u dat de groenten uitdrogen. De in plakjes gesneden courgette met de in plakken gesneden ui maakt u op dezelfde manier gaar.
Als u niet van koolrabistamppot houdt kunt u er ook gebakken courgette bij eten.

☺ Zoals bekend zijn **aardappels** in de Methode Montignac 'uit den boze'. Ik had gedacht dat ik ze zeker zou missen. Ik heb inmiddels gemerkt dat ik heel gemakkelijk zonder kan. Wanneer ik de gaar en zacht gekookte koolrabi door elkaar roer, doet de structuur toch heel erg denken aan een romige (aardappelpuree). Iemand die van bijtgaar houdt laat de groenten iets korter in de oven staan.

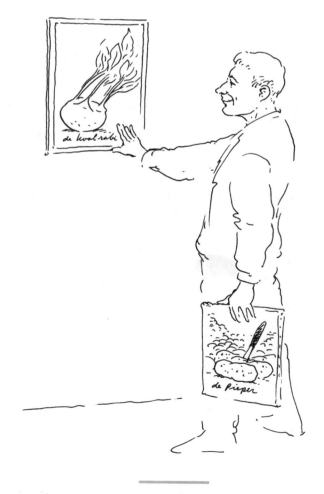

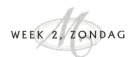

WEEK 2, ZONDAG

Werkwijze
Meng in een *kom* de **eieren** door het **gehakt** en breng de massa op smaak met peper en zout. Wees voorzichtig met zout. De kaas en de ham smaken ook al behoorlijk zout.
Hak in de *keukenmachine* of met de *staafmixer* de ingrediënten voor de vulling klein.
Verdeel het gehakt in 2 gelijke porties en leg de helft op het ovenbakblik. Druk het enigszins aan in de vorm van een brood.
Verdeel daarover de vulling en druk daarop de rest van het gehakt. Druk het geheel stevig aan en bedek het gehaktbrood met plakken **rauwe ham**. Plaats het bakblik in de *oven* en bak het brood in circa 3 kwartier gaar en bruin. Zet de oven op 140 °C.
Neem het blik uit de oven en dek het gehaktbrood af met de plakken **belegen kaas**.
Plaats het gehaktbrood nog een kwartiertje terug in de oven en laat de kaas gratineren.
Serveer bij dit gerecht een koolrabistamppot uit de oven.

KOOLRABISTAMPPOT ❶ ☺
(voor 2 personen)

Ingrediënten
2 kleine koolrabi's, geschild en grof geraspt
1 rode ui, in blokjes gesneden
½ dl water of bouillon
olijfolie
2 eetlepels groene kruiden bijvoorbeeld bonenkruid, gehakt

Werkwijze
Meng in een *ovenvaste schaal* de geraspte **koolrabi** met de kleingesneden **ui**, giet er het **water** of de **bouillon** over en strooi er wat peper en zout over. Dek de schaal af en plaats deze in de oven (140 °C) en maak het gerecht gaar. Verwijder halverwege de folie en sprenkel wat olijfolie over de bovenkant en plaats de schaal weer terug in de oven.
Roer of stamp de groenten door elkaar en garneer de stamppot met de **groene kruiden**.

Toe
Serveer voor wie nog honger heeft een paar blokjes **kaas** met wat reepjes **bleekselderij**.

INFO & TIPS

😊 *Als lunch neem ik de overgebleven rolletjes komijnekaas mee en wat **sla**. Laat ik ook nog wat fruit mee nemen voor het einde van de middag.*
Nog even de linzen uit de diepvries halen, die ik bij het avondeten wil verwerken.

😊 *Het **fruit** bewaar ik voor het einde van de middag omdat ik voor de lunch wat kaas met sla (een vetmaaltijd dus) neem. In fase 1 kan dat immers van invloed zijn op het afvalproces.*

😊 *De inhoud van mijn **lunchbox** -een koelkastdoosje voor vleeswaren- trekt weer de nodige aandacht en wekt volgens mij behoorlijk wat jaloezie op: 'die doet aan de lijn, geloof jij dat?'*
Vanochtend heb ik trouwens al een opmerking gehad over het blijkbaar zichtbare resultaat.

T *In een **pan met anti-aanbaklaag** kunt u de groenten ook 'bakken' zonder olie. U moet dan wel voortdurend blijven roeren, de groenten bakken snel aan.*
In de magnetron is het resultaat smakelijk en snel en is de kans op aanbakken uitgesloten. De structuur van de groenten blijft in het algemeen goed: gaar maar toch met 'beet'.

P ***Peulvruchten** zoals linzen leveren een zeer waardevolle bijdrage aan onze voeding. Ze zijn rijk aan plantaardige eiwitten en vezels en bevatten veel vitamine en mineralen.*
De glycemische index is laag (30). In fase I eten we deze zonder vet.
Ook linzen worden zonder zout -afhankelijk van de soort- in circa 20 - 30 minuten gaar gekookt in water zonder zout.

😊 *Echt een uitkomst die **'voorbewerkte' peulvruchten** uit de diepvries. Of je nu een pond of een kg kookt, dat maakt in tijd en moeite geen verschil.*
Op het moment van gebruik is het gemakkelijk en snel.
De smaak blijft overigens uitstekend.

WEEK 2, MAANDAG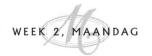

MAANDAG: EEN FRIS BEGIN VAN DE NIEUWE WERKWEEK

Fruit
Snel een glaasje verse sap.

Koolhydraatontbijt
Geroosterde volkoren boterhammen met pruimenjam* en magere kwark. Koffie. ☺

Tussendoor ☺
Thee en water.

Vetlunch ☺
Kaasrolletjes met sla.

Tussendoor
Aan het eind van de middag eet ik mijn meegenomen kiwi's op.

⁂ DINER ⁂
koolhydraatmaaltijd

SELDERIJ-LINZENSTAMPPOT
◆
VOLKOREN FLAPPEN MET VANILLEKWARK

SELDERIJ-LINZENSTAMPPOT ❶
(voor 2 personen)

Ingrediënten
200 gram rode of groene linzen ❷, gekookt* ☺
½ selderijknol
1 eetlepel citroensap
½ prei, in ringen gesneden
1 teen knoflook, fijngehakt
1 eetlepel groentebouillonpoeder
2 eetlepels water
200 gram grotchampignons
2 eetlepels gehakte groene kruiden
peper & zout

INFO & TIPS

T *In fase 2* kunt u dit gerecht in de winter uitstekend combineren met bijvoorbeeld **runder- of rookworst**. Vraag aan uw slager of hij de worst 'bindt' met een bloem of ander bindmiddel. U kunt de ambachtelijke slager vragen om speciaal voor u runder- en/of rookworst te maken zonder bindmiddel.

T De **volkorenflappen met jam** smaken het lekkerst uit het tosti-ijzer.
Als u dat niet heeft kunt u het brood ook verwarmen in de **broodrooster**. U roostert dan eerst de sneetjes brood voordat u deze dik besmeerd met suikervrije jam naar keuze. Druk de boterhammen stevig op elkaar en snijd ze diagonaal door.

☺ Ik had nog wat **vanillekwark** over van zondag, houd er anders rekening mee dat de kwark en het vanilleschraapsel tenminste een uur op smaak moeten komen.
Aanwijzingen voor het maken van de vanillekwark heeft u gisteren bij de lunch gehad.

P Voor dit gerecht hoeft de kwark niet perse uit te lekken, maar deze oogt beter en laat zich bovendien verwerken met de spuitzak.
Wilt u in plaats van vanille een ander aroma, breng de kwark dan op smaak met diksap dat past in de smaak van de jam die gebruikt is. Bij abrikozenjam en ook bij pruimenjam kunt u behalve abrikozen- of pruimendiksap ook citroen- of appeldiksap gebruiken. Deze laatste twee smaken zijn gemakkelijker verkrijgbaar en ook in meerdere gerechten te combineren. De smaak is neutraler.
Diksap is een stroop die gemaakt wordt op basis van de suikers in de vruchten (fructose) en kan dus met mate ook in fase I al gebruikt worden om een gerecht een zoete smaak te geven. Diksap is te koop in reformwinkels of de reformafdeling van de supermarkt.

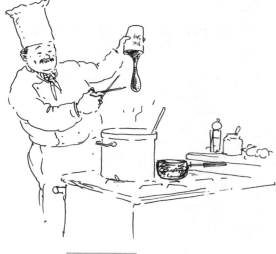

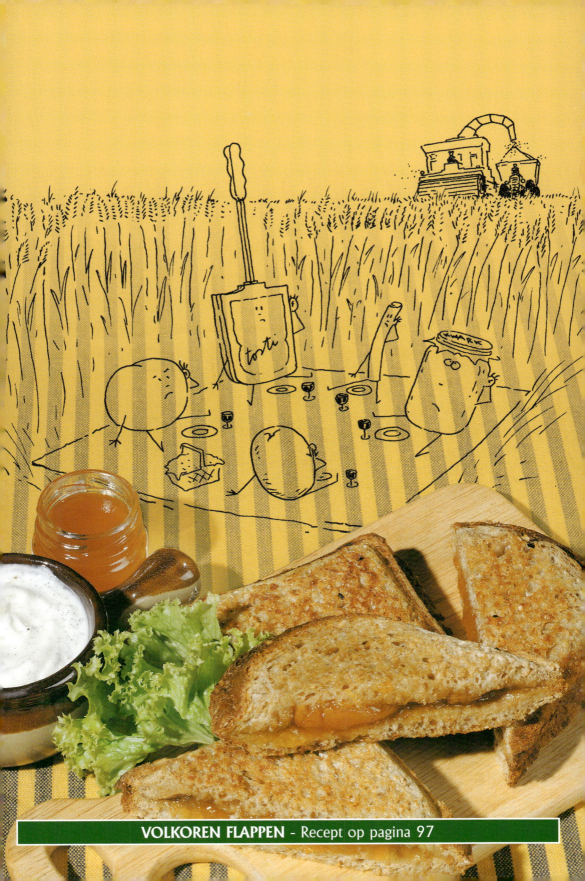

VOLKOREN FLAPPEN - Recept op pagina 97

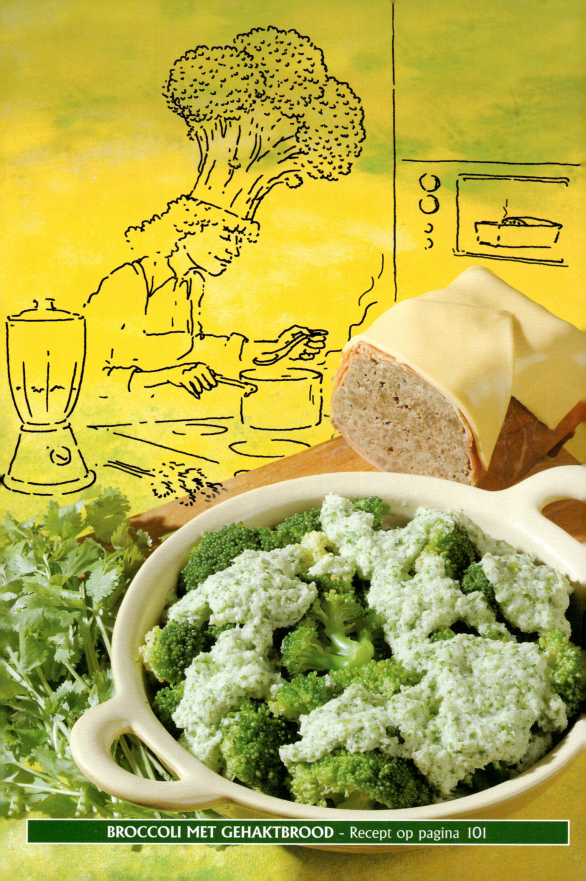

BROCCOLI MET GEHAKTBROOD - Recept op pagina 101

WEEK 2, MAANDAG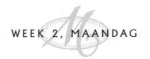

Werkwijze
Schil de **selderijknol** en rasp deze grof boven een ruime *magnetronschaal met deksel*. Sprenkel er meteen het citroensap over om te voorkomen dat de selderijrasp verkleurt.
Voeg de **prei**, de **knoflook** en de **bouillonpoeder** toe, sprenkel er het **water** over en meng alles goed door elkaar. Sluit de schaal af en maak de groenten in circa 15 minuten in de *magnetron* op vol vermogen (800 Watt) zacht en gaar.
Roer er de **linzen**, de **champignons** en de **groene kruiden** door en verwarm het gerecht nog 2 minuten in de magnetron door en door.
Breng het zo nodig op smaak met peper en zout.
Serveer bij het gerecht pittige KOMKOMMERSALADE.
De komkommersalade maakt u door de plakjes **komkommer** op smaak te brengen met wat **citroensap** en ringetjes **spaanse peper** en **lente-ui**. Zoetzuur smaakt deze salade als u door het citroensap een druppel zoetstof roert. ❶

VOLKOREN 'FLAPPEN' ❶

Ingrediënten
4 sneetjes volkorenbrood
2 eetlepels abrikozen- of pruimenjam*

Voor de vanillekwark ☺:
(uitgelekte) ❷ magere kwark
½ vanillestokje
(Zoetstof)

Werkwijze
Verwarm het **tosti-ijzer** voor.
Besmeer 2 sneetjes **volkorenbrood** met **abrikozen-** of **pruimenjam** en druk er de andere sneetjes stevig bovenop. Snijd ze diagonaal door.
Snijd het **vanillestokje** open, krab er het merg uit en meng dit door de **(uitgelekte) kwark**. Voeg zo nodig wat zoetstof toe.
Bak de boterhammen in het tosti-ijzer en snijd ze diagonaal door. Serveer de 'flappen' met de op smaak gebrachte kwark.

INFO & TIPS

☺ *Ik maak weer een lunchpakket. Op die manier ben ik er zeker van dat ik de 'juiste' voedingsmiddelen eet. Ik merk dat ik daarin nog steeds een beetje star ben. Maar telkens af te moeten wijken, omdat bepaalde producten niet voor handen, zijn geeft ook **onnodige frustraties**.*

☺ *Ik krijg nog steeds **belangstellende (jaloerse?)** blikken in mijn lunchbox, maar de flauwe grappen worden minder. Ik heb trouwens al enkele medestanders.*
Ik verbaas me steeds weer dat ik na de lunch geen dip meer heb.

Ⓟ ***Alfalfa** is net als taugé een kiemgroente. Alfalfa zijn de uitlopers van pas ontkiemd Luzernezaad, een klaversoort. De knapperige draadjes zijn rijk aan vitaminen en mineralen. In rauwkost of als broodbeleg geven ze een heerlijke pittige, frisse smaak af. Kiemgroenten moet u wel heel vers eten. Ook in de koelkast blijven ze niet langer dan 2 tot 3 dagen goed. Koop daarom geen grote hoeveelheden tegelijk.*

☺ *Vanavond eten we het restant van het gehaktbrood, dat betekent dat ik snel klaar ben en verder nergens aan hoef te denken.*
Op het moment van gebruik kan ik het brood in de magnetron of in de oven opwarmen.

EIGEN RECEPTEN

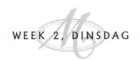

WEEK 2, DINSDAG

DINSDAG: EEN HELE LANGE WERKDAG, WEINIG TIJD VOOR DE MAALTIJD

Fruit
Twee appeltjes.

Koolhydraatontbijt
Kwark met ontbijtgranen en een lepel abrikozenjam*.
Koffie. ☺

Tussendoor
Water en 2 appels.

Koolhydraatlunch ☺
Volkorenbrood met uitgelekte kwark, alfalfa ℗, Zwitserse strooikaas en reepjes rode paprika.

Tussendoor
Kop thee.

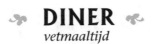

DINER
vetmaaltijd

SALADE MET ANSJOVISDRESSING
◆
BROCCOLI MET GEHAKTBROOD ☺

SALADE MET ANSJOVISDRESSING

Ingrediënten Een gemengde salade van:
　　ijsbergsla
　　komkommer
　　tomaten
　　bleekselderij
Met een hartige dressing

LEVEN VOLGENS DE METHODE MONTIGNAC

PERSOONLIJKE ERVARINGEN

Fitheid / conditie:

Gewicht / omvang/maten:

Algemeen welbevinden:

Bijzonderheden / opmerkingen:

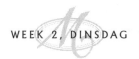

WEEK 2, DINSDAG

Werkwijze
Doe voor de hartige dressing de volgende ingrediënten in een *jampot*:
- 1 eetlepel wijnazijn
- 4 eetlepels olijfolie
- 4 in stukjes gesneden ansjovisjes
- 1 fijngehakte knoflookteen
- 1 in ringetjes gesneden lente-ui
- enkele fijngehakte tijmblaadjes.

Sluit de jampot *met een deksel* en schud de ingrediënten goed door elkaar, op die manier ontstaat een gebonden dressing.
Serveer deze apart bij de salade.

BROCCOLI MET GEHAKTBROOD
(voor 2 personen)

Ingrediënten
300 gram broccoli, roosjes en de stengels gescheiden
2 eetlepels olijfolie
1 teen knoflook, fijngehakt
1 grote ui, in blokjes gesneden
1 dl bouillon (blokje)
½ bosje koriander of peterselie, fijngehakt
peper & zout
restant gehaktbrood van zondag

Werkwijze
Verwarm in een *pannetje* de **olijfolie** en bak daarin kort de **knoflook** en de **ui**. Voeg de in stukjes gesneden **broccolistengels** toe en roer alles goed door elkaar.
Giet er de **bouillon** bij en stoof de stengelstukjes zacht en gaar.
Pureer de groente tot een gladde saus, roer er de **koriander** of **peterselie** door en breng de saus op smaak met peper en zout.
Leg de **broccoliroosjes** op de bodem van een platte *magnetronschaal*, sprenkel er 2 eetlepels **water** over en dek de groenten af met *magnetronfolie*.
Plaats deze in de *magnetron* en blancheer de groenten in circa 6 minuten op vol vermogen (800 Watt) beetgaar.
Giet de saus over de broccoliroosjes en verwarm alles door en door in de magnetron.

INFO & TIPS

(P) **Hüttenkäse**, een andere naam daarvoor is **cottagecheese**, is een heel hoogwaardig zuivelproduct. Het bevat eiwitten, weinig vet (4%) en weinig koolhydraten (2%) en is dus min of meer neutraal. In fase I kunt u dit product tijdens een vetmaaltijd dan ook prima gebruiken in koude sauzen en salades.
Eind fase I en in fase II is het met verse en/of gedroogde kruiden heerlijk als broodbeleg.

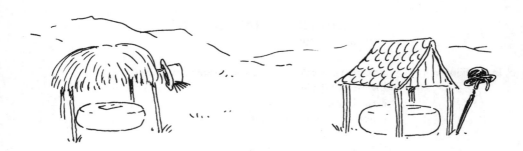

WEEK 2, WOENSDAG

WOENSDAG: KAAS- ZUIVELDAG, HEERLIJK ALS JE DAAR VAN HOUDT

Fruit
Twee rijpe kiwi's gegeten als een zacht gekookt eitje uit de schil.

Koolhydraatontbijt
Ontbijtgranen met magere kwark en zoetstof.
Thee.

Tussendoor
Kop koffie, water en een appel.

Koolhydraatlunch
Volkorenbrood met kwark, strooikaas en tomaat.

❧ DINER ❧
vetmaaltijd

HÜTTENKÄSE MET TONIJN
◆
GEVULDE COURGETTE MET 2 KAZEN

HÜTTENKÄSE ⓟ MET TONIJN
(voor 2 personen)

Ingrediënten
1 bakje hüttenkäse
½ blikje tonijn naturel, uitgelekt
1 eetlepel mayonaise*
½ theelepel paprikapoeder, zacht
3 eetlepels groene kruiden: peterselie, bieslook, dille
1 theelepel citroensap
peper & zout
2 stronkjes witlof, losgeplukt
½ komkommer, in plakjes gesneden
takjes peterselie of dille

INFO & TIPS

☺ Het tonijnmengsel smaakt ook heerlijk bij ijsbergsla of rauwe spinazie. Geschilde stukjes bleekselderij gevuld met dit mengsel zijn zeer geschikt als amuse.

🅿 **Feta** is oorspronkelijk een verse kaas van schapenmelk uit Griekenland. Tegenwoordig wordt feta ook gemaakt van geitenmelk, koeienmelk of mengsels van schapen-, geiten- en koeienmelk.
Een groot deel van de feta wordt in Nederland geproduceerd en geëxporteerd naar Griekenland. De structuur is tamelijk droog, toch heeft feta eenzelfde vetpercentage (40+) als gewone volle kaas.
De smaak is tamelijk zout. De kaas is lekker in koude en warme gerechten.

☺ **Bonenkruid** heeft een zeer uitgesproken smaak waar je van moet houden, bij de tamelijk neutrale courgette en Mozzarella komt die volgens mij dan ook heerlijk tot zijn recht. Haters van bonenkruid kunnen natuurlijk ook basilicum, dille, peterselie en/of bieslook gebruiken.

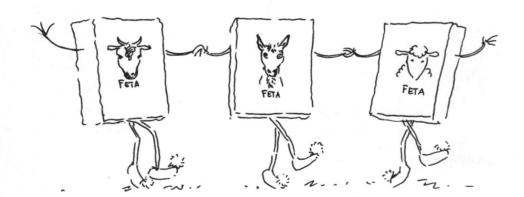

WEEK 2, WOENSDAG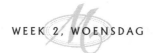

Werkwijze
Meng in een *kom* de **tonijn**, de **mayonaise**, de **paprikapoeder**, de **groene kruiden** en het **citroensap** door de **hüttenkäse** en breng het geheel op smaak met peper en zout.
Leg op de *saladebordjes* de **komkommerplakjes** en leg in het midden het vismengsel. Leg daarom heen de witlofblaadjes en garneer de salade met een takje peterselie of dille.

GEVULDE COURGETTE MET 2 KAZEN
(voor 2 personen)

Ingrediënten
2 courgettes, gehalveerd
4 eetlepels olijfolie
2 tenen knoflook, fijngehakt
1 spaanse peper, zonder zaad in ringetjes gesneden
2 sjalotjes, fijngesneden
1 paprika, in blokjes gesneden
100 gram feta ☻, in blokjes gesneden
1 bolletje Mozzarella
1 eetlepel fijngehakt bonenkruid ☺
peper & zout

Werkwijze
Blancheer in een *pan* met kokend water of in de *magnetron* (op vol vermogen 5 minuten) de **courgettehelften** en laat ze een beetje afkoelen. Schraap er het vruchtvlees uit en snijd het in kleine blokjes. Zet de geblancheerde en uitgeholde courgettehelften in een ingevette *ovenvaste schaal* of 2 eenpersoonsbakjes.
Verwarm de *oven* voor op 180 °C
Verhit in de *wok* of *braadketel* de **olijfolie** en fruit daarin de **knoflook** en de **spaanse peper**. Voeg de **sjalotjes** en de **paprika** toe en roerbak het geheel kort. Meng er het vruchtvlees van de courgette en de feta door en breng het geheel op smaak met peper, zout en **bonenkruid**.
Vul de courgettehelften met het groentenkaasmengsel en dek het mengsel af met de plakjes **Mozzarella**.
Plaats de schalen of schaaltjes in de oven en bak de kaas licht bruin.

INFO & TIPS

😊 Mijn eiwit-vetlunch trekt weer meer dan de normale belangstelling van de omstanders, die zich niet kunnen voorstellen dat je met al dat lekkers kunt afvallen: 'dat is toch geen dieet'.
Precies dat bedoel ik nou! Volgende keer neem ik om te **choqueren** een flinke dot zelfgemaakte mayonaise van thuis mee.

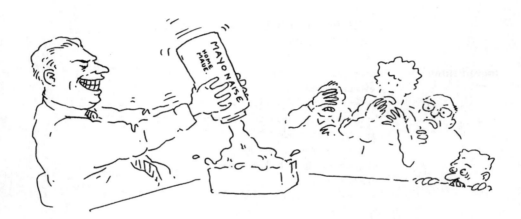

WEEK 2, DONDERDAG

DONDERDAG: MONTIGNACCEN... IK WEET NIET MEER BETER

Fruit
Een glas sinaasappelsap.

Koolhydraatontbijt
Geroosterd volkorenbrood met pruimenjam*. Thee.

Tussendoor
Kop koffie en water.

Vetlunch ☺
Sla, tomaten, augurk en gebakken kip uit het kantinebuffet.

Tussendoor
Twee appels.
Tijdens het koken eet ik een stengel bleekselderij.

ᙠ DINER ᙣ
koolhydraatmaaltijd

PASTA MET CHAMPIGNON-PREISAUS & KOMKOMMERSLA
◆
MAGERE KWARK MET ABRIKOZENJAM

INFO & TIPS

T *Met enkele lepels gepureerde groente kunt u gemakkelijk **sauzen binden**. Houd bij het op smaak brengen en het toevoegen van kruiden dan rekening met het gerecht waarbij u de saus wilt gebruiken. Puree van prei en/of uien kunt u in meer gerechten gebruiken dan de puree van venkel of selderij. Die geven dan een uitgesproken smaak aan een gerecht. Gepureerde champignons zijn ook zeer geschikt voor het binden van sauzen en soepen.*

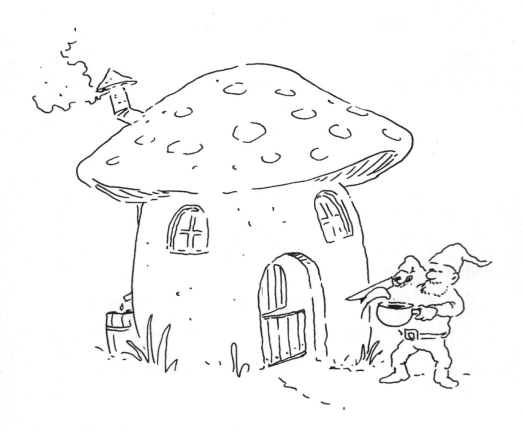

WEEK 2, DONDERDAG

PASTA MET CHAMPIGNON-PREISAUS
(voor 2 personen)

Ingrediënten

2 dl vetloze bouillon*
250 gram champignons,
1 prei, in stukken gesneden
1 teen knoflook
½ theelepel kerrie
(enkele venkelzaden)
peper & zout
200 gram volkoren pasta
100 gram grotchampignons, in plakjes gesneden
2 eetlepels groene kruiden: venkelgroen, bieslook, peterselie

Werkwijze
Breng in een *hoge steelpan* de **bouillon** aan de kook en voeg de **champignons**, de **prei**, de **knoflook**, de **kerrie** en -indien gewenst- de **venkelzaden** toe. Kook de groenten zacht en gaar.
Pureer de zachtgekookte groenten in de *keukenmachine* of met *staafmixer* en tot een gladde saus. ❶
Kook intussen in een andere *pan* de **pasta** bijtgaar volgens de aanwijzingen op de verpakking. Laat de laatste 2 minuten de **grotchampignons** kort meekoken.
Verdeel de pasta met de champignonplakjes over de *voorverwarmde borden* en schenk er de saus over. Garneer het gerecht met de groene kruiden.
Serveer er frisse KOMKOMMERSLA bij.
Schaaf een halve **komkommer** in flinterdunne plakjes en breng deze op smaak met peper, zout en wat **citroensap**.

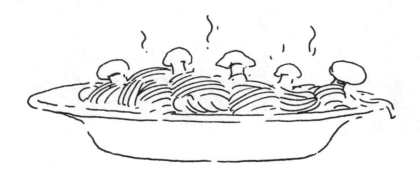

INFO & TIPS

☺ *Eerst boodschappen doen, voor de **invasie** vanavond*
Op een rustig tijdstip vind ik dat wel een aardige bezigheid, maar als ik haast heb en het is druk vind ik dat een beetje stressig.
Ik probeer het dan ook meestal wat interessant te maken voor mezelf door een aardig/informatief gesprek met bijvoorbeeld de groenteman of slager.
Na het uitpakken van de boodschappen maak ik meteen de moussaka, die hoeft straks alleen nog maar in de oven

Ⓣ *De in het recept beschreven werkwijze is nogal bewerkelijk, maar wat de smaak betreft wordt deze moeite zeker beloond.*
*Wilt u om wat voor reden dan ook minder tijd en moeite besteden dan kunt u de courgette- en aubergineplakken ook rauw gebruiken, dat is de meest **simpele manier om moussaka** te maken.*
Als u het gerecht tevoren heeft bereid en het dus opnieuw moet worden opgewarmd kunt u dat beter in de oven doen. Onder de grill krijgt het gerecht te snel een bruine korst en is het risico van verbranden te groot.

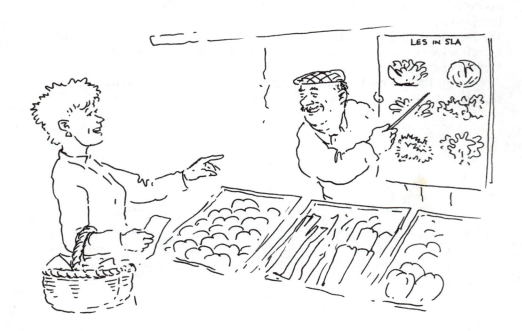

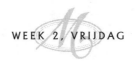

WEEK 2, VRIJDAG

VRIJDAG: VRIJE DAG MET 4 ETERS

Fruit
Twee kiwi's in bed gegeten.

Koolhydraatontbijt
Geroosterd volkorenbrood met gebakken eiwit en kruiden.
Koffie

Tussendoor
Geroosterd volkorenbrood met pruimenjam* en magere kwark.
Koffie. ☺

Koolhydraatlunch
Uitgelekte magere yoghurt met een voorproefje frambozen.

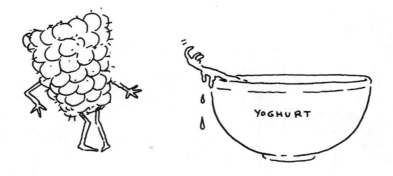

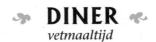

DINER
vetmaaltijd

GRIEKSE SALADE MET FETA
◆
MOUSSAKA ❶
◆
GRIEKSE YOGHURT MET FRAMBOZEN & MUNT

INFO & TIPS

☺ *Zelf neem ik geen aperitief, dat valt overigens niet op, als gastvrouw ben je immers toch in de weer. De gasten serveer ik bij hun glaasje witte wijn vooraf een plakje **jonge boerenkaas met groene pepertjes**.*
We nemen een droge witte wijn bij de salade (-daar doe ik 'langzaam' mee-) en bij de moussaka drink ik een glas Rioja.
Het is niet echt royaal, maar het resultaat van de methode is zo fantastisch, dat ik die relatief kleine beperking er graag voor over heb.
Mijn 'missionaire' houding kan ik gelukkig weer een beetje laten varen, ik probeer niet langer meer iedereen te overtuigen van de Methode Montignac.

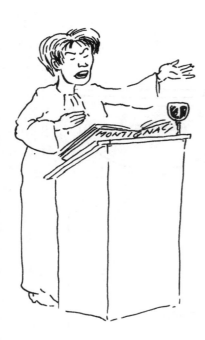
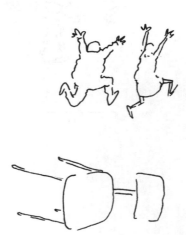

WEEK 2, VRIJDAG

GRIEKSE SALADE MET FETA ☺
(voor 6 personen)

Ingrediënten

300 gram gemengde sla, gewassen en gedroogd:
kropsla, radiccio, eikebladsla, frisee, batavia, enzovoorts
2 lente-uien, in ringetjes gesneden
3 vleestomaten, ontveld en in repen gesneden
½ komkommer, in blokjes gesneden
300 gram feta, in blokjes gesneden
6 eetlepels olijfolie
1 eetlepel citroensap
1 teen knoflook fijngehakt
6 takjes basilicum

Werkwijze

Verdeel de **sla** over 6 *borden*. Leg er de **tomaten**, de **komkommer**, de **lente-ui** en de **feta** over.
Roer in een *kommetje* de **olijfolie**, het **citroensap** en de **knoflook** tot een vinaigrette en verdeel deze over de salade.
Pluk de **basilicumblaadjes** klein en garneer daarmee de salade.

MOUSSAKA
(Voor 6 personen)

Ingrediënten

2 aubergines, in schuine plakken gesneden
2 courgettes, in plakken gesneden
zeezout
olijfolie
800 gram lamsgehakt (grof gemalen)
3 tenen knoflook, fijngehakt
1 spaanse peper, in ringetjes gesneden
1 grote rode ui, fijngehakt
1 rode paprika, in reepjes gesneden
4 grote tomaten, in stukjes gesneden of 1 blik gepelde tomaten
1 klein blikje tomatenpuree
1 snufje kaneel
1 snufje nootmuskaat
1 laurier blad
1 dl rode wijn
2 eetlepels fijngehakte peterselie
peper & zout
100 gram geraspte belegen kaas

LEVEN VOLGENS DE METHODE MONTIGNAC

INFO & TIPS

ⓟ *Griekse yoghurt* *is een heerlijke romige yoghurt met een vetpercentage van 10%, die vaak alleen nog in gespecialiseerde winkels te koop is.*
U kunt Griekse yoghurt gemakkelijk zelf maken door volle yoghurt -tenminste 4 uur- uit te laten lekken. Smaak en romigheid benaderen dan enigszins die van het oorspronkelijke product.
Als u inderdaad verse frambozen kunt bemachtigen, kunt u desgewenst de yoghurt op smaak brengen met een scheutje frambozendiksap.

☺ *Een van de gasten die ook 'Montignact' heeft een plak pure chocolade (>70% Cacaomassa) meegebracht. Een* **overtreding** *dus!*
In fase II is het eten van deze chocolade niet alleen toegestaan, maar het wordt zelfs aangeraden. Omdat de chocolade niet alleen vetten bevat maar ook koolhydraten wordt het eten van chocolade in fase I dan ook ontraden.
Maar...
De plak was gelukkig niet al te groot en we proeven allemaal een klein stukje bij de koffie. Heerlijk!!!

EIGEN RECEPTEN

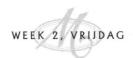

WEEK 2, VRIJDAG

Werkwijze
Bestrooi de **aubergine- en courgetteplakken** met **zeezout** en laat ze tenminste 30 minuten staan. Spoel ze daarna met water af en maak ze droog met *keukenpapier*.
Het zout trekt het bittere vocht uit de groenten, bovendien worden ze daarna sneller bruin en nemen minder vocht op.
Verwarm de grill of de oven voor op 180 °C.
Bestrijk een *bakblik* met **olijfolie** en leg er de groenteplakken op. Bestrijk deze ook met olijfolie en bak of gril de plakken eerst aan de ene kant en daarna aan de andere kant bruin. Dat duurt ca. 5 minuten per kant.
Verwarm een *braadpan* of de *wok* en bak daarin het gehakt rul. Voeg 2 eetlepels **olijfolie** toe en de **knoflook**, de **peper**, de **ui** en de paprika. Roer alles goed door elkaar en bak het geheel 5 minuten op hoog vuur.
Voeg de **(gepelde) tomaten**, de **tomatenpuree**, de **nootmuskaat**, de **kaneel**, het **laurierblad** en de **wijn** toe. Roer het geheel goed door elkaar.
Voeg ook de **peterselie** toe en breng het mengsel op smaak met peper en zout en laat de saus een kwartiertje op laag vuur zachtjes sudderen.
Bestrijk een grote *ovenvaste schaal* met olie en leg daarop een laag (gebakken) aubergine plakken en daarover een laag courgetteplakken. Strooi er wat gemalen peper over en verdeel er $1/3$ van de saus over. Bedek de saus weer met plakken aubergine en courgette en $1/3$ van de saus. Herhaal dit nog eens.
Tot zover kunt u dit gerecht (enkele uren tevoren) voorbereiden.
Verwarm de *grill* of *oven* voor op 180 °C
Strooi de geraspte kaas over de schotel en laat er in de oven of onder de grill een bruin korstje op komen.

GRIEKSE YOGHURT ℗

Serveer tot slot **Griekse yoghurt** (indien gewenst met zoetstof) en garneer deze met **frambozen** en **muntblaadjes**.
Voor 6 personen heeft u circa 1,5 liter uitgelekte yoghurt nodig.
☺

PERSOONLIJKE ERVARINGEN

Het is nu op alle fronten meetbaar. Mijn kleren passen prettiger en mijn weegschaal haalt het niet meer. Prettige 'bijkomstigheid'! Kortom ik kan even de hele wereld aan.

Fitheid / conditie:

Gewicht / omvang / maten

Algemeen welbevinden:

Bijzonderheden / opmerkingen:

WEEK 3: SPECIFIEKE BOODSCHAPPEN

SPECIFIEKE BOODSCHAPPEN VOOR WEEK 3

Voor voorbereidingen en algemene boodschappen zie pagina 28.
Hier volgt een lijst van ingrediënten die gebruikt worden in de recepten van week 3.
N.B. de hoeveelheden moet u aanpassen aan de eigen behoefte!

GROENTEN & FRUIT	VLEES, KIP & VLEESWAREN	ZUIVEL & DIVERSEN
voor fruit en kruiden zie de algemene lijst **fruit:** ananas appels **groenten:** tomaten aubergine radijsjes spitskool prei **kruiden:** mierikswortel gemberwortel groene kruiden	**vlees:** rundergehakt hamlappen varkenslever **kip:** kalkoenfilet **vleeswaren:** salami ontbijtspek **vis:** haringen	**zuivel:** *zuivel naar persoonlijke voorkeur en behoefte* extra kwark zure room crème fraiche **kaas:** *kaas naar voorkeur* Kernhemmer hollandse geitenkaas **diversen:** volkorenmeel gist bouillon(poeder) balsamico-azijn

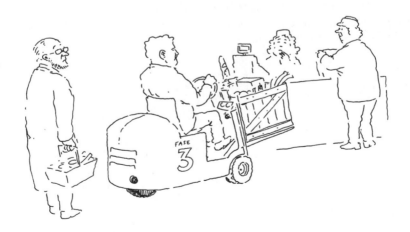

INFO & TIPS

T Het zorgvuldig schillen en ontpitten van de ananas weerhield me lange tijd ervan om deze overheerlijke vrucht te eten. Tegenwoordig is er een handige *'slicer'* te koop die de ananas niet alleen schilt maar ook in een soort spiraal snijdt. Het resultaat ziet er prachtig uit en 'hapt heerlijk weg'.

M Ik heb **nieuwe haringen** op de markt gekocht, dat betekent in ieder geval een haringsalade. Haring moet je niet in voorraad hebben. Die moet je meteen opeten. Voor de liefhebber is nieuwe haring een ideaal voedingsmiddel. Het is een gezonde vis en die behalve **goede vetten** ook mineralen en vitamines bevat. Bovendien is deze praktisch overal verkrijgbaar. Een lunch met 2 haringen met of zonder uitjes past dan ook uitstekend in de Methode Montignac.

P **Radijsjes** geven een kleurig accent aan de haringsalade en zorgen ook voor een kruidige frisse smaak. Buiten het seizoen kunt u de radijsjes vervangen door **rettich**, een lange witte wortel die zich goed laat verwerken en een vergelijkbare smaak aan de haringsalade geeft.

P Bij de groenteman kunt u **mierikswortel** vers kopen. De wortel is hard en je hebt een stevig fijne rasp nodig (voor citroenschil) om hem te raspen.
Vers geraspte mierikswortel kunt u in een afsluitbaar potje besprenkeld met citroensap in de koelkast zeker een week bewaren. Verse wortel blijft weken goed. De smaak is pittig en scherp, en in combinatie met de romige haring is dat heerlijk.
Geraspte mierikswortel is ook te koop in potjes, soms al aangemaakt met room. De smaak is ook lekker in rauwkostsalades met wortel en/of radijs.
Ik gebruik het ook wel eens in de uitgelekte kwark op brood.

T De hoeveelheid **soep** is voldoende voor 4 personen, de helft kunt u weer **invriezen** om later deze week op een drukke dag ontspannen aan tafel te kunnen genieten van deze heerlijke soep. U kunt natuurlijk ook een nog grotere hoeveelheid maken en invriezen.

WEEK 3, ZATERDAG

ZATERDAG: 'HUISHOUDELIJK' WINKELEN

Fruit
Verse ananas. ❶

Laat koolhydraatontbijt
Volkorenbrood met suikervrije jam en magere kwark.
Koffie.

Vetlunch

HARING-RADIJSSALADE Ⓜ
(voor 2 personen)

Ingrediënten
4 haringen, in stukjes gesneden
1 bos radijs ❼, in plakjes gesneden
2 lente-uien, in ringetjes gesneden
1 eetlepel mayonaise*
2 eetlepels zure room
1 theelepel geraspte mierikswortel ❼ (potje)
ijsbergsla
1 eetlepel fijngehakte peterselie

Werkwijze
Roer in een kommetje de **mayonaise**, de **zure room** en de **mierikswortel** goed door elkaar. Meng er de **radijs** en de **lente-ui** door en schep er tot slot voorzichtig de **haring** door.
Leg op elk *saladebord* wat **ijsbergsla**, verdeel daarover de haringsalade en strooi er de **peterselie** over.

❧ DINER ❦
vetmaaltijd

MAALTIJDSOEP MET BALLETJES ❶
◆
HOLLANDSE GEITEKAAS OP AUBERGINE

MAALTIJDSOEP MET BALLETJES

De hoeveelheid soep is voldoende voor 4 personen, de helft kunt u weer invriezen om later in deze week op een drukke dag ontspannen aan tafel te kunnen genieten van deze heerlijke soep.

Ingrediënten
300 gram mager rundergehakt
1 eidooier
2 eetlepels gehakte groene kruiden
peper & zout
2 eetlepels olijfolie
2 tenen knoflook, fijngehakt
2 uien, in stukken gesneden
2 preien, in stukken gesneden
1 kg rijpe tomaten, doormidden gesneden
1 liter (runder)bouillon (blokje)
1 bouquet garni, takje peterselie, oregano, selderij, laurierblad,
2 stengels bleekselderij, in dunne reepjes gesneden
2 eetlepels gehakte koriander
2 eetlepels crème fraiche

Werkwijze

Meng in een *kom* het **gehakt** met de **eidooier**, de **groene kruiden** en peper en zout en rol er kleine balletjes van. Laat ze een kwartiertje opstijven in de koelkast.

Verhit in de *soeppan* de **olijfolie** en bak daarin op laag vuur de **knoflook**, de **uien** en de **prei** en roer alles goed door elkaar. Voeg daarna de **tomaten** toe en bak alles even aan.

Voeg de **bouillon** en het **bouquet garni** toe en breng het geheel aan de kook. Laat de soep op <u>laag vuur</u> circa een ½ uur zachtjes koken en.

Verwijder het bouquet garni en pureer de soep in de *keukenmachine* of met de *staafmixer*.

Voeg de gehaktballetjes toe en de **bleekselderij** en maak deze op laag vuur in ca 10 minuten gaar.

Schep de soep in *voorverwarmde borden* en garneer deze met de gehakte **koriander** en een **toefje crème fraiche**.

WEEK 3, ZATERDAG

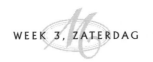

HOLLANDSE GEITENKAAS OP AUBERGINE
(voor 2 personen)

Dit gerecht bereidt u het snelst (en praktisch reukloos) onder de *grill*, als u die niet heeft kunt u de plakken aubergine ook bakken in de *koekenpan* in een beetje olijfolie.

Ingrediënten
1 aubergine, in 4 lengteplakken gesneden
1 eetlepel olijfolie
1 teen knoflook
100 gram hollandse geitenkaas, geraspt
2 slabladeren
peper & zout

Werkwijze
Verwarm de *grill* voor.
Pers de **knoflook** uit en meng deze door de **olijfolie**. Bestrijk hiermee de plakken **aubergine**.
Leg ze op het *bakblik* en gril ze circa 3 minuten aan elke kant.
Verdeel daarna de **geraspte kaas** over de gegrilde plakken aubergine en plaats het bakblik opnieuw onder de grill. Gratineer de kaas nog enkele minuten mee.
Leg op elk *bord* een **blad sla** en leg daarop de gegrilde aubergineplakken. Strooi er zo nodig nog wat peper over.

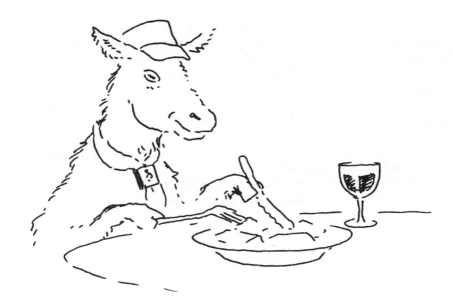

INFO & TIPS

☺ Voor de lunch eten we vandaag **zelfgebakken volkorenbrood**.
Bevriende wandelaars komen na hun tocht uitgebreid proeven!
Sinds gisteren ben ik in het bezit van een 'broodautomaat' en ik ben reuze benieuwd hoe het uitpakt.
Met de keukenmachine en de oven kunt u natuurlijk ook een uitstekend resultaat bereiken, maar u moet dan wel wat meer inspanningen leveren.
Nu ik toch bezig ben in de keuken maak ik er meteen een grote pâté à la Montignac achteraan voor vanavond.

🅿 De naam volkorenbrood mag in Nederland alleen gebruikt worden voor brood dat bestaat uit 100% volkorenmeel: meel dat geheel de samenstelling heeft van de volle graankorrel. In vakjargon heet dat een '**uitmalingsgraad** van 100%'.
Door deze hoge uitmalingsgraad is de glycemische index relatief laag circa 35, mits de uitmalingsgraad niet te fijn is.
Het meel voor witbrood en andere lichte broodsoorten wordt uit een misplaatst verlangen naar 'zuiveren' en hygiëne gezeefd, waardoor de uitmalingsgraad vaak niet hoger meer is dan 70%.
De glycemische index van dit soort broden is daardoor veel hoger (>50).
Voor 'bruinbrood', meergranenbrood en andere donkere broodsoorten is geen uitmalingsgraad voorgeschreven en bent u dus onzeker over de uitmalingsgraad. Wilt u variëren voor wat betreft het brood, vraag dan eerst bij uw bakker hoe het staat met de uitmalingsgraad van een bepaald soort brood.

Ⓜ Helemaal volgens de 'leer' hoort brood (koolhydraten) zonder vet te zijn. Er zijn bakkers die op speciaal verzoek **volkorenbrood bakken** volgens aanwijzingen van de klant. U kunt het allicht proberen bij uw eigen bakker.
Ik geef hier een recept zonder olie of boter. Door toevoeging van wat olijfolie wordt het brood smeuïger waardoor het minder snel uitdroogt. Hier beschrijf ik hoe het deeg gemaakt wordt met de hand. Gebruikt u een keuken- of kneedmachine of zoals ik een broodautomaat volg dan de aanwijzingen bij het apparaat.

Ⓣ Aan het deeg kunt u grovere bestanddelen toevoegen, zoals **geplette of gebroken tarwe, rogge of haver**.
Vervang daarbij niet meer dan 10% van het totale gewicht.
Voor 'hartig' brood kunt u ook knoflook, tijm, rozemarijn en/of andere kruiden toevoegen.

WEEK 3, ZONDAG

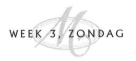

ZONDAG: EEN EXPERIMENT, 'HOME MADE' BROOD & PÂTÉ, MAAR NIET TEGELIJK

Fruit
Restant ananas opmaken. Laat deze wel even op kamertemperatuur komen.

Ontbijt
Thee en wat extra fruit.

Koolhydraatlunch ☺

VOLKORENBROOD ❺

Ingrediënten
750 gram volkorenmeel
15 gram zout
25 gram gist
½ liter water, lauwwarm
(2 eetlepels olijfolie) Ⓜ

Werkwijze
Los de **gist** op in de helft van het water en laat deze circa 10 minuten staan. Het gistpapje is dan enigszins dik en schuimig.
Doe circa **700 gram volkorenmeel** in een *ruime schaal* en maak in het midden een kuiltje. Doe het gistpapje in het kuiltje en verwerk er ééénderde van het meel door. Laat het nu een kwartier rusten, het gistpapje vormt intussen blaasjes en rijst enigszins.
Voeg de **rest van het water** (en eventueel de **olie**) toe en meng alles goed door elkaar. Strooi er het **zout** over, maar meng het er nog niet door heen. Het zout remt in dit stadium de werking van de gist.
Doe de schaal met deeg in een *plastic zak* of leg er een *vochtige doek* over (tegen het uitdrogen) en laat het deeg op tenminste kamertemperatuur rijzen tot circa twee maal het uitgangsvolume. Dit duurt zeker een uur. Het proces forceren heeft weinig zin, volkorenbrood is beter verteerbaar als het wat langer tijd heeft om te rijzen.
Kneed het deeg goed door (tenminste 5 minuten) en verwerk er de **rest van het volkorenmeel** door, het deeg is droog en voelt stevig aan en plakt niet meer. Voeg zo nodig nog wat meel toe.
Druk de deegbal plat tot een plak en rol deze op in de lengte van de *bakvorm*. Leg het deeg in de vorm en druk het licht aan. Doe er weer een plastic zak omheen of leg er een doek over en laat het brood opnieuw rijzen tot de bovenkant van het deeg mooi bol staat.
Dat duurt bij kamertemperatuur tenminste een half uur. Verwarm intussen de *oven* voor op 190 - 200 °C.
Bak het brood in circa 45 minuten gaar en bruin. Het brood is gaar als het 'hol klinkt' wanneer u er met de vingers op klopt. ❶

INFO & TIPS

T *Hier volgen twee recepten van **hartige kruidenkwark** om het verse brood mee te besmeren. Wat betreft de kruiden kunt u eindeloos variëren en uitproberen.*
*U kunt natuurlijk ook jam op het brood smeren met bijvoorbeeld **vanillekwark***.
Basis voor de smeersels is uitgelekte kwark, waarvan u voor 6 personen een behoorlijke hoeveelheid nodig heeft. Van 1 liter kwark houdt u circa 400 gram over.

EIGEN RECEPTEN

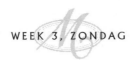

WEEK 3, ZONDAG

KRUIDENKWARK ❶

Ingrediënten

Voor kwark 1:
200 gram uitgelekte magere kwark
2 gedroogde tomaatjes, zonder olie en fijn gehakt
1 teen knoflook, fijngehakt
2 eetlepels basilicum, fijngesneden
peper & zout

Voor kwark 2:
200 gram uitgelekte magere kwark
1 eetlepel bieslook, fijngehakt
2 eetlepel peterselie, fijngehakt
snufje kerriepoeder
1 theelepel citroensap
peper & zout

Werkwijze
Meng de verschillende **ingrediënten** door de uitgelekte **kwark** en laat deze circa een half uur op smaak komen.
Serveer het afgekoelde brood met de verschillende smeersels en geef er desgewenst wat **strooikaas** bij.
Plakjes tomaat en komkommer en plukjes kiemgroenten (alfalfa en daikon) smaken ook heerlijk bij deze boterhammen evenals een glas wijn.

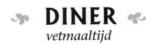

DINER
vetmaaltijd

ZELFGEMAAKTE PÂTÉ & GEMENGDE SLA
◆
KERNHEMMER

INFO & TIPS

T Als u een keukenmachine heeft 'hak' dan het varkensvlees (hamlappen) en de -lever grof in de keukenmachine. Zo niet laat het dan door de slager één keer malen door de gehaktmolen.

Vaak wordt **pâté** gebonden met bloem of brood en dan ontstaat er een combinatie die niet past in de Methode Montignac. Voor deze pâté heb ik de receptuur wat aangepast en de lever gebruikt als bindmiddel.

Wat overblijft van de pâté kunt u invriezen en op een andere dag bij de maaltijd serveren.

M De **gedroogde pruimen** in de pâté zijn in fase 1 eigenlijk niet toegestaan. Maar het gaat om een relatief kleine hoeveelheid en ze geven de pâté een heel bijzondere smaak. Ik heb daarom besloten om het toch te doen. U kunt deze natuurlijk ook weglaten.

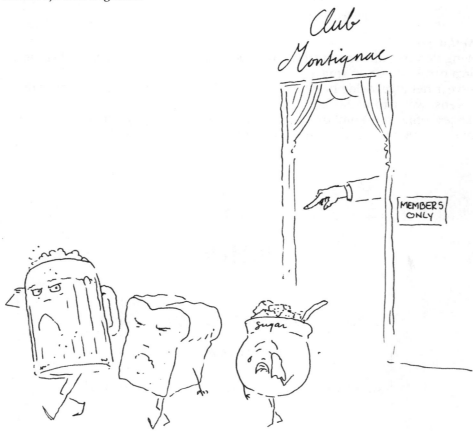

WEEK 3, ZONDAG

ZELFGEMAAKTE PÂTÉ ❶

Ingrediënten

500 gram varkensgehakt, grof gemalen
500 gram varkenslever, grof gemalen
(5 gedroogde pruimen ⓜ, geweekt in water en klein gesneden)
1 ui, fijngesneden
1 teen knoflook, fijngehakt
1 rode spaanse peper, in ringetjes gesneden
1 cm gemberwortel, fijngeraspt
2 eetlepels groene kruiden: tijm, oregano, bonenkruid
peper en zout
200 gram ontbijtspek, in plakjes gesneden
gemengde salade
vinaigrette*

Werkwijze

Meng in een *kom* het **gehakt** met de **lever** en de stukjes **pruimen**. Meng er ook de **ui**, de **knoflook**, de **spaanse peper**, de **gember** en de **groene kruiden** door.
Breng het mengsel op smaak met peper en zout. Wees voorzichtig met zout, het ontbijtspek is waarschijnlijk zout genoeg.
Verwarm de *oven* voor op 180 °C.
Bekleed een *pâtébak of cakevorm* met het **ontbijtspek** en laat een deel over de rand hangen. Doe het pâtémengsel in de vorm en dek de massa af met het overhangend ontbijtspek. Plaats de bak in een *grotere ovenschaal* en vul deze met kokend water, zodat de pâtébak half in het water staat.
Maak de pâté in de oven gaar in circa 1 uur. Prik er ter controle in met een *vleespen*. Als deze er droog en schoon uitkomt is de pâté gaar.
Serveer bij de pâté een **gemengde salade** met **vinaigrette**.

KERNHEMMER

Voor de hongerigen na de (uitvoerige) lunch van vanmiddag en de royale portie pâté, weliswaar vele uren later, is er nog een stukje **Kernhemmer** kaas met een stengel geschilde **bleekselderij**.

LEVEN VOLGENS DE METHODE MONTIGNAC

INFO & TIPS

☺ *De gewoonte om met een vrucht of verse sap de dag te beginnen had ik al jaren en daarna at ik een hele poos niet. Door de regelmaat van een goed ontbijt heb ik 's ochtends bij het wakker worden meteen trek.*
Ik moet er alleen rekening mee houden dat tussen het sap en het ontbijt een **half uur wachttijd** *is.*

Ⓜ *Vanaf nu gaan we alleen bij uitzondering nog in op* **het ontbijt**.
Ik heb inmiddels een min of meer vast patroon, zeker door de week en dat zal bij de meesten wel het geval zijn.
Ontbijtgranen met magere kwark wissel ik af met een (geroosterde) volkorenboterham met suikervrije jam of uitgelekte kwark met strooikaas.
De keuze hangt af van de beschikbare producten en van de tijd.
Meestal neem ik daarna een kop koffie of thee.

☺ *Als ik thuis werk* **drink** *ik* **tussendoor** *ik meestal water en af en toe een kop (cafeïne) koffie of een kopje kruidenthee.*
Ben ik elders dan is het vaak een kop koffie of thee.
Als ik van plan ben een koolhydraatlunch te nemen dan eet ik een half uur voor de lunch een appel of een andere (seizoens)vrucht.

Thuis *is de* **lunch** *geen enkel probleem.*
Smakelijke mogelijkheden voor een **koolhydraatlunch** *zijn de volgende:*
• *vetloze bouillon met veel verse groenten en geroosterd volkorenbrood.*
• *een boterham met de inmiddels vertrouwde suikervrije jam of een kwarksmeersels met een lekkere tomaat of stuk komkommer zijn niet alleen 'maag- en middagvullend' maar ook smakelijk en attractief.*
• *een volkorentosti met kruidenkwark, strooikaas en tomaat.*
• *magere kwark of -yoghurt met suikervrije jam, verse aardbeien of geblancheerde appel.*
Ook voor de **eiwit-vetlunch** *zijn de mogelijkheden thuis ruim voorhanden:*
een groot bord sla en/of andere rauwkost in combinatie met bijvoorbeeld:
• *een omelet*
• *een paar plakken kaas: belegen, komijn, brie,*
• *vleeswaren: rosbief, rookvlees, rauwe of gekookte ham*
• *gerookte zalm of - kip*
• *vinaigrette* of mayonaise**

In plaats van brood neem ik meestal bij kaas of vleeswaren wat sla, plakjes komkommer, reepjes bleekselderij of een tomaat. Dat maakt het geheel wat 'lichter'.
Heb ik tijd en gelegenheid dan bak ik een paar plakken courgette of aubergine.
Helemaal lekker is een 'kaastosti':
2 plakken aubergine of courgette met daar tussen een plak kaas met wat tomaat, gebakken in het tosti-apparaat.

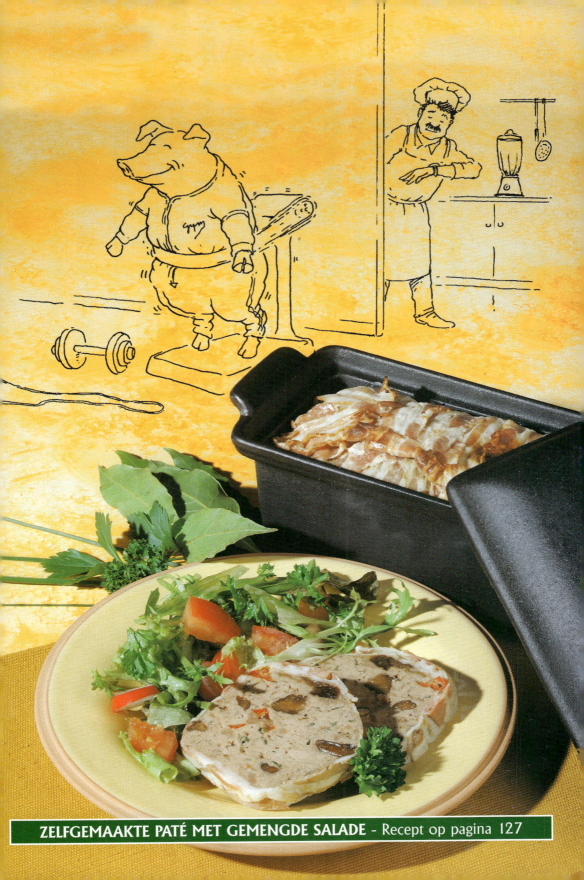

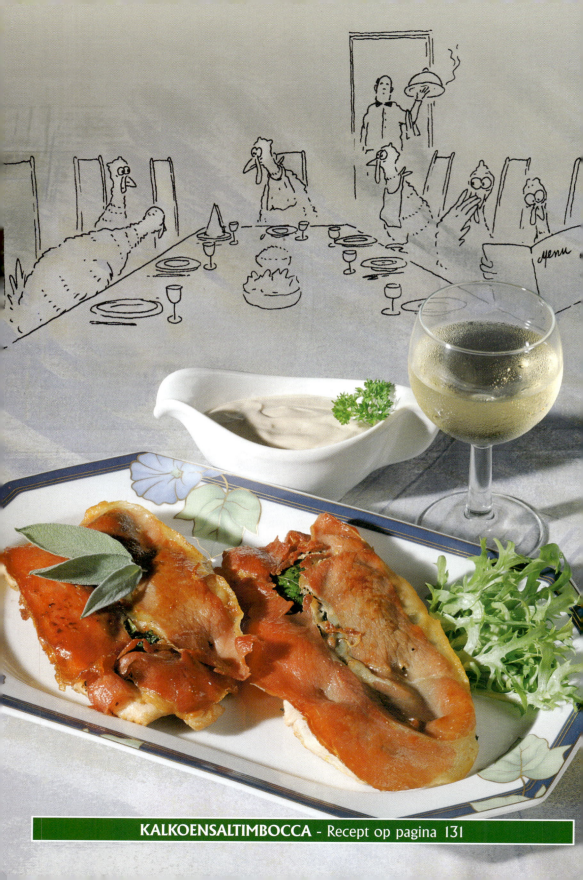

KALKOENSALTIMBOCCA - Recept op pagina 131

WEEK 3, MAANDAG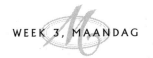

MAANDAG: GEEN SCHRIK MEER VOOR DE WEEGSCHAAL OP MAANDAG

Vanaf nu geen dagelijkse aanwijzingen meer voor het ontbijt. ☺

Ontbijt Ⓜ **& Lunch** ☺

❧ DINER ❧
vetmaaltijd

TOMATEN MET KRUIDENMAYONAISE
◆
KALKOENSALTIMBOCCA & ROERGEBAKKEN COURGETTE

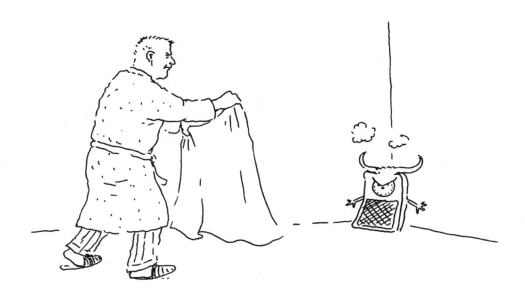

INFO & TIPS

T Saltimbocca is van oorsprong een Italiaans gerecht. Het wordt bereid met dunne lapjes kalfsvlees. Maar deze variant met kalkoenfilet is zeker zo lekker. U kunt dit gerecht ook maken met plakjes kip of varkenshaas. De werkwijze blijft hetzelfde. En **saltimbocca anders** is zeker zo lekker.

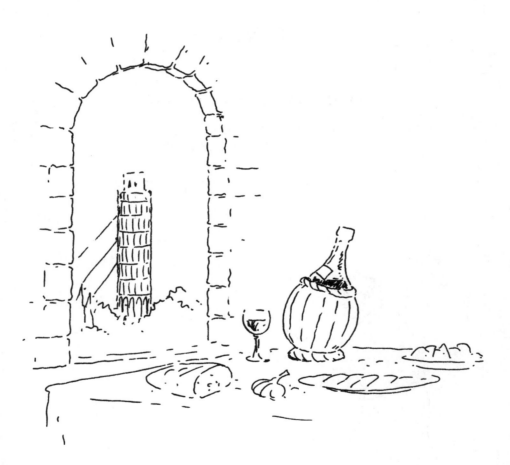

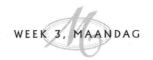

WEEK 3, MAANDAG

KALKOENSALTIMBOCCA ❶
(voor 2 personen)

Ingrediënten
300 gram kalkoenfilet, 4 dunne plakjes à 75 gram
8 salieblaadjes, in reepjes gesneden
2 plakken Parmaham
½ dl fond of witte wijn
2 eetlepels crème fraiche, op kamertemperatuur
peper & zout
olijfolie

Voor de garnering:
enkele salieblaadjes

Werkwijze
Druk zo nodig de lapjes **kalkoenfilet** tussen *plastic folie* plat en strooi er wat peper over. Verdeel de **salie** over de lapjes en leg op elk lapje een halve plak **Parmaham**. Steek met een *houten prikker* de ham op de achterkant vast. Verhit een scheut **olijfolie** in de *koekenpan* en bak daarin de lapjes heel snel gaar, eerst de aan de kant van de ham en daarna aan onbedekte kant.
Neem de plakjes vlees uit de pan en houd ze warm op een *voorverwarmde schaal* onder een stuk *aluminiumfolie*.
Doe de **fond** of de **wijn** in de pan en schraap het aanbaksel los van de bodem. Voeg de **crème fraiche** toe en roer alles goed door elkaar. Laat de saus enigszins indikken en serveer deze bij de saltimbocca. Garneer het gerecht met enkele **blaadjes salie**.
Serveer hierbij:

ROERGEBAKKEN COURGETTE EN PAPRIKA.
(voor 2 personen)

Ingrediënten
olijfolie
1 knoflook, fijngehakt
1 rode ui, in ringen gesneden
1 courgette, in plakjes gesneden
1 rode paprika, zonder zaad in ringen gesneden
peper & zout

Werkwijze
Verhit in de *wok* of *koekenpan* een scheut **olijfolie** en fruit daarin kort de **knoflook**. Voeg de **ui**, de **courgette** en de **paprika** toe en roerbak alles circa 5 minuten op hoog vuur. Zet daarna de warmtebron lager en laat de groenten in het eigen vocht nog een minuut 10 stoven en zacht worden.

INFO & TIPS

(M) *Afhankelijk van het soort lunch neem ik een vrucht, een glas vers geperst sap.*
In fase 1 kan fruit voorafgaand aan een vetmaaltijd remmend werken op het **afslankproces**. Ook fruit verhoogt de bloedsuikerspiegel. Er wordt insuline aangemaakt waardoor de aankomende vetten kunnen worden opgeslagen.
In fase I eet ik dus alleen maar een vrucht als ik daarna een koolhydraatmaaltijd (ontbijt of lunch) neem.

☺ *Gisteren heb ik de mogelijkheden voor een thuislunch beschreven.*
Vandaag komt een eenvoudige **lunch buitenshuis** *in de bedrijfskantine, het eetcafé of 'en route' aan de orde.*

Bedrijfskantine/eetcafé:
Koolhydraatmaaltijd
- *Een kop bouillon met verse groenten en/of champignons*
- *Volkorenbrood of -broodjes met tomaat, komkommer, een plakje gekookte kip, rookvlees of een paar garnalen (zonder boter)*
- *Neutrale magere kwark of -yoghurt eventueel met wat zoetstof*

Vetmaaltijd
- *Ongebonden soepen, bouillon met groenten:*
  maar **geen** erwten- of bonensoep, **geen** soep met aardappels of wortels
- *Salades/rauwkost, slasoorten, tomaten met vinaigrette of mayonaise:*
  maar **geen** salades met aardappels, mais, pasta, rijst, ook geen huzarensalade
- *Ongebonden vleeswaren; ham, rookvlees, kip, rosbief:*
  maar **geen** gebonden worsten en pâté's
- *Praktisch alle soorten kaas: Nederlandse en Franse*
- *Eiergerechten: gekookte eieren, spiegeleieren en omelet*

En route
Koolhydraten
- *Een meegenomen lunchpakketje (volkorenboterhammen) van thuis*
- *Fruit of tomaten van de lokale groenteman*
- *Verse meergranen- of volkorenbroodjes van de lokale bakker*

Eiwit-vetten
- *Kaas of vleeswaren naar behoefte uit de lokale supermarkt of delicatessewinkel*

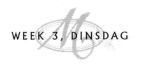

WEEK 3, DINSDAG

DINSDAG: EVALUATIE

Fruit ⓜ
Naar persoonlijke voorkeur en behoefte tenminste 20 minuten voor het ontbijt.

Ontbijt
Naar behoefte en voorkeur.
Meestal een koolhydraatontbijt en bij uitzondering een vetontbijt.

Tussendoor
Fruit, meegenomen van thuis.

Lunch ☺
Geurige verse volkoren broodjes van de dorpsbakker.

❧ DINER ☙
koolhydraatmaaltijd

RAUWKOST MET CITROENDRESSING
◆
TOMATENSAUS MET LINZEN & RIJST
◆
KOFFIE MET EEN BLOKJE CHOCOLADE

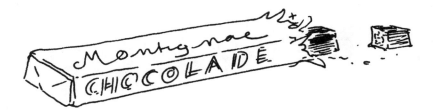

LEVEN VOLGENS DE METHODE MONTIGNAC

INFO & TIPS

T Laat de TOMATENSAUS MET LINZEN -indien enigszins mogelijk- eerst ontdooien alvorens deze op te warmen. Tijdens het **versneld ontdooien** en tegelijk opwarmen kunnen de linzen net als andere peulvruchten gemakkelijk aanbakken en verbranden. Dat komt de kwaliteit en de smaak zeker niet ten goede.

PERSOONLIJKE ERVARINGEN

Fitheid / conditie:

Gewicht / omvang / maten

Algemeen welbevinden:

Bijzonderheden / opmerkingen:

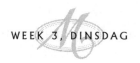

WEEK 3, DINSDAG

RAUWKOST MET CITROENDRESSING
(voor 2 personen)

Ingrediënten
4 eetlepels magere yoghurt
1 theelepel citroensap
1 eetlepel bieslook, kleingesneden
1 eetlepel peterselie of bonenkruid, fijngehakt
peper & zout
portie rauwkost, bijvoorbeeld:
stengels bleekselderij, geschild en in reepjes gesneden
worteltjes, geschild en geraspt
komkommer, in reepjes gesneden
radijsjes, in reepjes gesneden
ijsbergsla, in reepjes gesneden

Werkwijze
Meng in een *kom* voor de dressing de **yoghurt** met het **citroensap**, de **bieslook** en **peterselie** en breng deze op smaak met peper en zout.
Meng de dressing luchtig door de **rauwkost** en laat deze even op smaak komen.

Kook bij de TOMATENSAUS MET LINZEN ❶ zilvervliesrijst.

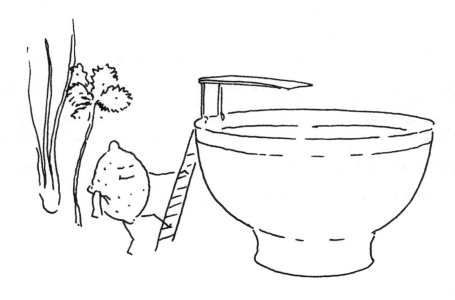

INFO & TIPS

😊 Het toepassen van de methode lukt voor wat het **ontbijt** en de **lunch** betreft prima. De mogelijke opties zijn gevarieerd, aantrekkelijk en smakelijk.
Ik heb mijn persoonlijk ritme en evenwicht gevonden. Ik wissel magere zuivel en ontbijtgranen af met volkorenboterhammen met suikervrije jam.
Mijn partner eet elke dag geroosterd volkorenbrood met pruimenjam.

In een **restaurant is de lunch** meestal geen enkel probleem ook niet in fase 1. Veel gerechten passen vaak uitstekend in de Methode Montignac en het is veelal een kwestie van het brood en de aardappels weglaten.

Ook weet ik uit ervaring dat het in de meeste restaurants geen enkel probleem is om een gerecht aan te passen.
Het is meestal een kwestie van vragen en je wensen duidelijk maken.
Ik heb wel gemerkt dat ik bij het uiteten gaan meestal uitkom op een vetmaaltijd.

Hier enkele suggesties voor een **eiwit-vetlunch** in een restaurant:

Vooraf
- een salade met vis, (Parma)ham of feta
- een kopje bouillon of ongebonden (groente)soep
- eiergerechten met champignons

Hoofd
- een stukje vis, wild of vlees gebakken, gestoofd of van de gril met een ongebonden saus op basis van een krachtige fond en wat room
- gekookte of geroerbakte groenten eventueel aangevuld met rauwkost of salade

Toe
- een stukje kaas of kaasterrine
- een portie rood zomerfruit met ongezoete room

😊 Ik had vandaag een uitnodiging voor een feestelijke **zakenlunch**, zie mijn keuze, overheerlijk en helemaal 'op zijn Montignacs'.
De mensen geloven dan echt niet dat je 'aan het vermageren bent', en nog wijn drinken ook! Maar de feiten liegen er niet meer om. Het is duidelijk zichtbaar.

😊 Na die uitgebreide zakenlunch houden we het vanavond heel summier en simpel.
De appeltjes smaken als appeltaart, maar dan zonder deeg.

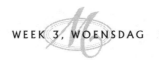

WEEK 3, WOENSDAG

WOENSDAG: EEN BROEK UIT HET (VERRE) VERLEDEN PAST WEER

Ontbijt & Lunch ☺
Mijn lunchmenu in het restaurant zag er zo uit: ☺

vetmaaltijd

- BOUILLON MET VERSE KNAPPERIGE GROENTEN
- GEGRILDE ROODBAARS MET SELDERIJPUREE EN RAUWKOSTSALADE
- FRIESCHE NAGELKAAS
- KOFFIE MET 1 KOFFIEBOONTJE (Brrr wat zoet!)

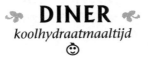

✤ DINER ✤
koolhydraatmaaltijd
☺

TOSTI'S MET MAGERE KRUIDENKWARK
◆
APPELTJES UIT DE OVEN

APPELTJES UIT DE OVEN

Werkwijze
Verwarm de *oven* voor op 160 - 180 °C.
Bedek voor de APPELTJES UIT DE OVEN de bodem van een *ovenvaste schaal* met dikke schijven **appel** en bestrooi deze met kaneel en sprenkel er wat **citroensap** over.
Zet de schaal in een oven en bak de appelschijven in circa 30 minuten gaar en knapperig bruin.

LEVEN VOLGENS DE METHODE MONTIGNAC

INFO & TIPS

☺ Ook over **tussendoortjes** hoeven we niet meer na te denken.
Ik heb trek in de juiste dingen en wat me het meest verbaasd is dat ik nauwelijks meer aan zoet of aan zoete dingen denk.
Terwijl ik vroeger geen kop koffie dronk zonder een koekje of ander zoet!!
Ook taal ik niet naar de zelfgebakken taarten uit het toch nog niet zo heel ver verleden.
Het is nauwelijks voor te stellen, als ik denk aan mijn zoetverslaving van nog maar een paar weken geleden.
Zou het toch waar zijn dat zoet naar steeds meer zoet doet verlangen?
Ik heb nog wel iets in huis 'voor als er iemand komt die niet Montignact', maar ik denk dat ik dat ook maar opruim. Ik geloof niet dat ik iemand te kort doe als ik geen koek of taart meer serveer.

🅣 Om de nadrukkelijke smaak van bleekselderij wat af te zwakken kunt u deze kort **blancheren in de magnetron.** (circa 1 minuut op vol vermogen)
De smaak van de kaas kunt u ook aanpassen aan de persoonlijke voorkeur. Zowel de jonge als de oude boerenkaas passen uitstekend bij de smaak van selderij.

EIGEN RECEPTEN

WEEK 3, DONDERDAG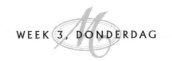

DONDERDAG: TAART, KUN JE DAT ETEN?

Tussendoor ☺

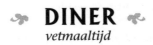

MAALTIJDSOEP UIT DE DIEPVRIES
♦
BLEEKSELDERIJSALADE MET KAAS

BLEEKSELDERIJSALADE MET KAAS ❶
(voor 2 personen)

Ingrediënten
4 stengels bleekselderij, geschild en in dunne reepjes gesneden
1 tomaat, in reepjes gesneden
150 gram boerenbelegen kaas, in reepjes gesneden
½ lente-ui, fijngehakt
2 eetlepels olijfolie
1 theelepel citroensap of wijnazijn
selderijblad

Werkwijze
Schep in een *kom* de **selderij**, de **tomaat**, de **kaas** en de **lente-ui** voorzichtig door elkaar en meng er de **olijfolie** en het **citroensap** door.
Verdeel de salade over de *saladeborden* of *-bakjes* en garneer deze met enkele **selderijblaadjes**.

PERSOONLIJKE ERVARINGEN

Ik ben nog steeds zeer verrast over het aangename en energiek gevoel. Ook mag ik niet mopperen over het objectief meetbare succes.
Ook uit de kring van 'medemontignaccers' krijg ik alleen nog maar positieve berichten.
Wat betreft het afvallen is niet iedereen even succesvol, toch is men zeer tevreden en zelfs enthousiast over de resultaten.

Ik kan niet uitstaan dat mijn huisgenoot zeker zo veel en zo snel afvalt als ik, terwijl hij zich in mijn ogen veel minder goed houd aan de 'voorschriften', met name als het gaat over de wijnconsumptie.

Fitheid / conditie:

Gewicht / omvang / maten:

Algemeen welbevinden:

Bijzonderheden / opmerkingen:

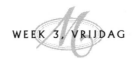

VRIJDAG: DE WEKEN VLIEGEN
NET ZO HARD ALS DE KILO'S

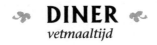

» DINER «
vetmaaltijd

KOMKOMMER MET SALAMI
♦
SPITSKOOL MET BALSAMICO & ZONDAGSE PÂTÉ

KOMKOMMER MET SALAMI
(voor 2 personen)

Ingrediënten ½ komkommer, in plakjes gesneden
100 gram salami, in dunne plakjes gesneden
½ lente-ui, fijngehakt
olijfolie
citroensap
takjes kervel

Werkwijze
Leg op de *saladeborden* in een ring om en om een plakje **komkommer** en een plakje **salami**.
Strooi er de **lente-ui** over en sprenkel er wat **olijfolie** en **citroensap** over. Garneer het gerecht met de **kerveltakjes**.

LEVEN VOLGENS DE METHODE MONTIGNAC

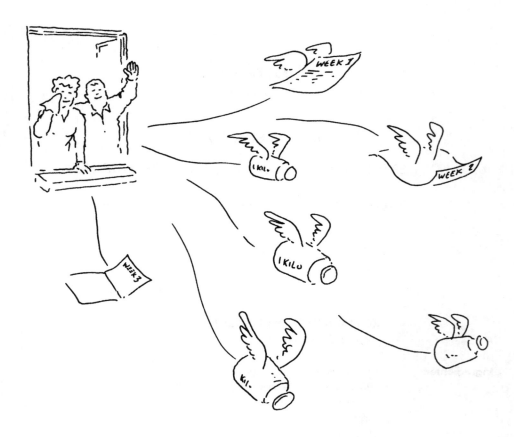

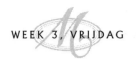

WEEK 3, VRIJDAG

SPITSKOOL MET BALSAMICO
(voor 2 personen)

Ingrediënten
2 eetlepels olijfolie
1 spaanse peper, in ringen gesneden
1 teen knoflook, kleingesneden
2 eetlepels tomatenpuree
1 kleine spitskool, in repen gesneden
2/3 eetlepels balsamico-azijn
peper & zout

Voor de garnering:
fijngehakte koriander of peterselie

Werkwijze
Verhit in de *wok* of *braadpan* de **olijfolie**, voeg de **knoflook** en de **spaanse peper** toe en roer alles goed door elkaar.
Voeg de **tomatenpuree** toe en fruit deze kort mee.
Voeg daarna de **spitskool** toe en bak deze kort mee. Blus het geheel af met de **balsamico** breng het gerecht op smaak met peper en zout.
Stoof de kool bijtgaar en voeg zo nodig wat water toe.
Roer er de **koriander** door en serveer het gerecht meteen op *voorverwarmde borden.*
Serveer bij de spitskool een plak overgebleven pâté van zondag.
De pâté kan zowel op kamertemperatuur als warm worden geserveerd.

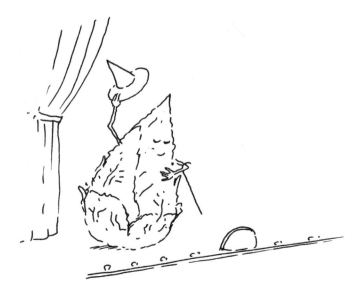

LEVEN VOLGENS DE METHODE MONTIGNAC

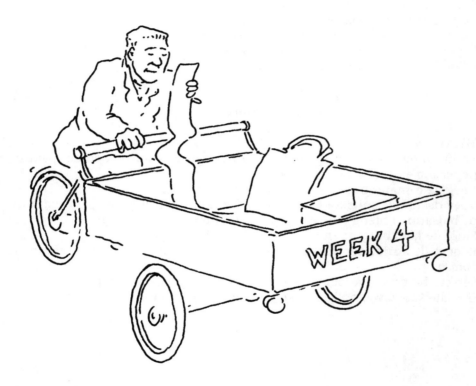

WEEK 4: SPECIFIEKE BOODSCHAPPEN

SPECIFIEKE BOODSCHAPPEN VOOR WEEK 4

Voor voorbereidingen en algemene boodschappen zie de lijst op pagina 28.
Hier volgt een lijst van ingrediënten die gebruikt worden in de recepturen van week 4.
N.B. de hoeveelheden moet u aanpassen aan de eigen behoefte!

GROENTEN & FRUIT	VLEES, KIP & VLEESWAREN	ZUIVEL & DIVERSEN
voor fruit en kruiden zie de algemene lijst **groenten:** rode en gele paprika's venkel selderijknol bloemkool groene kool bloemkool veldsla andijvie **kruiden:** *de gebruikelijke*	**vlees:** lamshaasjes maiskip speklapjes **vleeswaren:** kip in aspic chorizo rauwe ham **vis:** tonijn in blik	**zuivel:** *naar persoonlijke voorkeur en behoefte* volle yoghurt **kaas:** trappistenkaas roomkaas feta *kaas naar voorkeur* **diversen:** (frambozen)diksap kappertjes bouillon rode pepersaus kikkomansaus

INFO & TIPS

😊 *Ik vind sinaasappel/grapefruitsap lekker en gemakkelijk, dat neem ik dus meestal. In het weekend -dan is er meestal wat meer tijd- wissel ik dat wel eens af met een verse vrucht of een fruitsalade van verse mango, ananas, kiwi's, appels of peren op smaak gebracht met wat vers limoensap. Dat hangt een beetje af van het seizoen en de verkrijgbaarheid van de vruchten. Een bordje **rood zomerfruit (verse aardbeien en/of frambozen)** smaakt natuurlijk ook fantastisch als je net wakker bent. Daarna kun je er zeker weer een half uur tegen.*

🅣 *Overigens smaakt dit **pittige ontbijt- of lunch**gerecht ook als warme maaltijd. De gebakken champignons zijn een prima 'brood-, rijst- en pastavervanger' Het is een snel, gemakkelijk en overzichtelijk gerecht.*

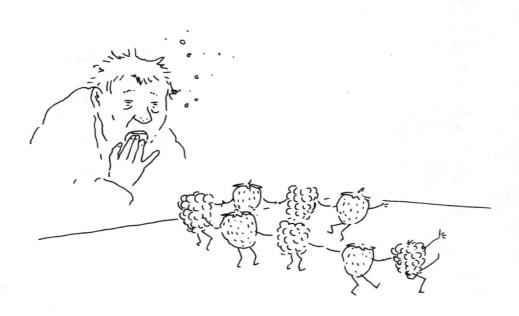

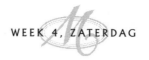

WEEK 4, ZATERDAG

ZATERDAG: DE EERSTE DRIE WEKEN KUN JE GEEN AFZIEN NOEMEN

Fruit ☺
Een fruitsalade

Vetontbijt/Brunch

PITTIGE SPIEGELEIEREN MET CHAMPIGNONS ❶
(voor 2 personen)

Ingrediënten
300 gram (grot)champignons, in plakjes gesneden
3 eetlepels olijfolie
2 tenen knoflook, fijn gehakt
1 spaanse peper, zonder zaad en in ringetjes gesneden
4 vleestomaten, ontveld, zonder zaad en in blokjes gesneden
2 eetlepels kappertjes
3 ansjovisfilets, in stukjes gesneden
2 stengels bleekselderij, in dunne plakjes gesneden
2 eetlepels groene kruiden gehakt, peterselie, selderij, basilicum
4 eieren
peper
4 ansjovisfilets
enkele takjes peterselie
gemengde salade met vinaigrette

Werkwijze
Verhit in de *wok* of *koekenpan* de **olijfolie** en fruit daarin de **knoflook** en de **spaanse peper**. Voeg de **champignons** toe en bak deze op hoog vuur lichtbruin.
Verwarm de *oven* voor op 180 °C.
Meng in een *kom* de **tomaat** met de **kappertjes**, de in de stukjes gesneden **ansjovis**, de **bleekselderij** en de **groene kruiden**.
Bestrijk twee ovenvaste schaaltjes met **olijfolie** en verdeel het tomatenmengsel over de bodem. Verdeel daarover de gebakken champignons en breek boven elke schaal **2 eieren**. Leg op elk ei een ansjovisfilet en strooi er wat peper over.
Plaats de schaaltjes in de oven en laat het ei in circa 15 minuten stollen en enigszins gaar worden.
Garneer het gerecht met een paar toefjes **peterselie** en serveer er een GEMENGDE SALADE* met VINAIGRETTE* bij.

INFO & TIPS

(M) *Ik weet dat **chocolade** pas in fase II 'mag'. Maar soms heb ik zo'n onbedwingbare 'chocoladetrek' dat ik er een 'overtreding' voor over heb.*
Om mezelf te beschermen neem ik geen voorraad in huis.
Het plakje pure chocolade met ruim 70% cacaomassa na het eten smaakt heerlijk, ik begrijp niet dat ik dat vroeger bitter vond. Het smaakt heerlijk zoet met een vleugje zuur.

(T) *De **rauwkost** is lekkerder als deze even de tijd krijgt (circa een half uur) om op smaak te komen.*
In plaats van rettich kunt u voor dit gerecht ook radijsjes nemen. De smaak van rettich is iets nadrukkelijker.
De kip in aspic koopt u kant en klaar bij de ambachtelijke slager of op de afdeling vleeswaren van de supermarkt.

EIGEN RECEPTEN

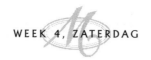

WEEK 4, ZATERDAG

❧ DINER ❧
vetmaaltijd

RAUWKOST MET KIP IN ASPIC
◆
LAMSHAASJES MET VENKEL
◆
KOFFIE EN CHOCOLADE Ⓜ

RAUWKOST MET KIP IN ASPIC ❶
(voor 2 personen)

Ingrediënten

1 stuk rettich, geschild en geraspt
4 worteltjes, geschild en geraspt
½ lente-ui, fijngehakt
2 eetlepels olijfolie
1 theelepel limoensap of (balsamico)azijn
50 gram veldsla
10 muntblaadjes
peper & zout
4 plakjes kip in aspic, iets dikker gesneden

Werkwijze
Meng in een *kom* de **rettich**, de **wortel** en de **lente-ui** met de **olijfolie** en het **limoensap**. Breng de salade zonodig op smaak met peper en zout. Laat de rauwkost nog ongeveer een half uur op smaak komen.
Meng er vlak voor het serveren de **veldsla** en de in stukjes gescheurde **muntblaadjes** door.
Snijd de plakken **kip in aspic** diagonaal door en leg deze op twee *saladeborden* in de vorm van molenwieken bijvoorbeeld. Verdeel daarover de salade.

INFO & TIPS

T **Lamshaasjes** hoeven maar heel kort te bakken, ze zijn het lekkerst wanneer ze iets rosé gebakken zijn.
Begin bij de bereiding daarom met de venkel en laat deze rustig een minuut of 15 zachtjes stoven. In die tijd kunt u de lamshaasjes bereiden.

P **Fond** is een aftreksel van vlees en botten. Vaak worden er groenten en kruiden meegetrokken voor de smaak. Fond wordt bereid uit kalfs-, rund-, of lamsvlees, kip of wild. Visfond wordt getrokken van de koppen en de graten van de vis. Kant en klare fonds worden zowel in poedervorm als in vloeistof verkocht. Let bij de inkoop van fond op de mogelijke toevoeging van suiker als smaakversterker.

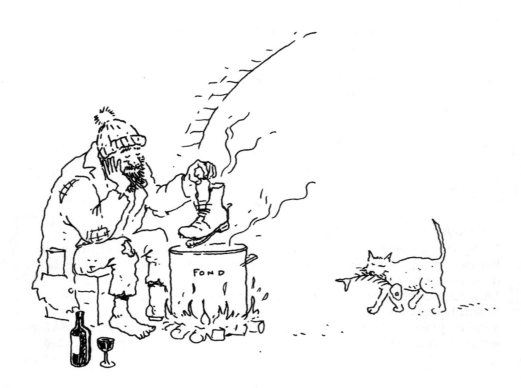

WEEK 4, ZATERDAG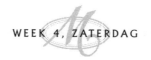

LAMSHAASJES MET VENKEL ❶
(voor 2 personen)

Ingrediënten
6 lamshaasjes
olijfolie
½ dl (lams)fond ❷, uit pot
2 eetlepels rode wijn
klontje ijskoude boter of
1 eetlepel crème fraiche, op kamertemperatuur
peper & zout
olijfolie
1 teen knoflook
2 venkelknollen, in repen gesneden
1 rode ui, in repen gesneden
½ theelepel (kippe)bouillonpoeder
2 eetlepels kappertjes
peper & zout

Werkwijze
Verhit in de *braadpan* of *wok* een scheut **olijfolie** en roerbak daarin de **knoflook**, de **rode ui** en de **venkel**.
Voeg een scheutje **water**, de **bouillonpoeder** en de **kappertjes** toe en roer alles goed door elkaar.
Breng het gerecht op smaak met peper en zout en laat het afgedekt op laag vuur nog een minuut of 15 zachtjes stoven.
Verhit in de *koekenpan* een scheut **olijfolie** en bestrooi de **lamshaasjes** met peper en zout.
Schroei het vlees op hoog vuur aan alle kanten dicht en zet de warmtebron lager en laat het vlees een paar minuten bakken.
De saus:
Haal de haasjes uit de pan en houd ze warm op een *voorverwarmd bord afgedekt met aluminiumfolie*.
Voeg de **fond** en de **wijn** toe en schraap daarmee het aanbaksel van de bodem van de pan.
Laat het vocht circa twee derde inkoken en breng deze daarna op smaak met peper en zout.
Als u de saus te dun vindt kunt u deze nu binden door er een klontje **ijskoude boter** door te roeren met de *garde*. U kunt de saus ook binden met een eetlepel **crème fraiche**. Laat in dat geval de saus niet meer koken, want dan kan deze schiften.
Snijd de lamshaasjes in dikke schuine plakken ('trancheren') en verdeel deze over 2 *voorverwarmde borden*. Schep er een lepel saus over en leg er de venkel naast. Serveer er de rest van de saus apart bij.

LEVEN VOLGENS DE METHODE MONTIGNAC

INFO & TIPS

😊 Op verzoek van onze gasten wordt het **kip van het spit**. Ik moet nog wel even iets verzinnen voor de traditionele gebakken schijfjes aardappel die daar bij hoorden.
Onze vrienden passen ook de Methode Montignac toe en zijn ook reuze tevreden met de resultaten.
Die resultaten mogen er overigens wel zijn. Samen zijn we heel wat kilo's afgevallen en behalve dat voelen we ons heel energiek en zijn diverse klachten die met ons eetpatroon samenhingen inmiddels verdwenen.

Het is wel gemakkelijk, dat samen Montignaccen, dan hoef ik niet zo veel uit te leggen, want met 'niet-Montignaccers' is het voortdurend onderwerp van gesprek. Ook twijfel ik nog altijd of je niet toch rijst of aardappels moet koken. Gek is dat ik me dat bij gasten die niet volgens de Methode Montignac eten nog steeds afvraag.
Het ligt beslist niet aan de hoeveelheden, want er is meer dan voldoende.
Het (voor)oordeel dat zonder rijst, pasta's of aardappels een maaltijd incompleet is, is blijkbaar zeer hardnekkig.

🅣 Mocht u onverhoopt vergeten zijn de yoghurt uit te laten lekken dan is hier een **snellere manier om zuivel uit te laten lekken**. U kunt de kwark of yoghurt in een schone theedoek 'uitwringen'. Maar bij yoghurt is dat een enorm gekledder en gaat er erg veel verloren. Bij kwark is het goed te doen.

😊 Bij het voorgerecht drinken we geen wijn. De yoghurt is een beetje stroef en met de tannine in de wijn geeft dat vaak een onaangenaam mondgevoel. Bij de kip en de kaas nemen we een glas rode wijn.

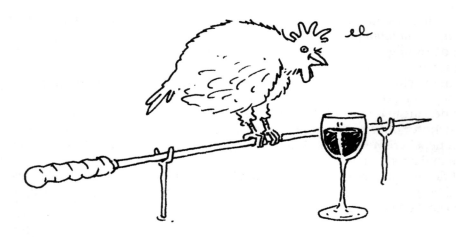

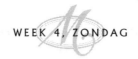

WEEK 4, ZONDAG

ZONDAG: VIER SUCCESVOLLE MONTIGNACCERS BIJ ELKAAR!

Fruit
Naar persoonlijke voorkeur en behoefte.

Vetontbijt
Zacht gekookte eitjes met sla, bleekselderij en rauwe champignons en vinaigrette.

Tussendoor
Koffie en fruit.

Koolhydraatlunch
Volkorenboterham met kwark, strooikaas en tomaat

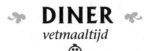

✤ DINER ✤
vetmaaltijd
☺

YOGHURTBONBONS OP SALADE ❶
◆
KIP AAN HET SPIT OP AUBERGINES
◆
KAASROLLETJES MET KRUIDEN

YOGHURTBONBONS OP SALADE ☺
(voor 4 personen)

We maken 2 soorten 'bonbons', rode en groene

Ingrediënten   In totaal is er circa 300 gram uitgelekte volle yoghurt nodig, 150 gram voor de groene en 150 gram voor de rode yoghurtbonbons
gemengde sla: lollo rosso, veldsla, frisee, etc.
olijfolie

INFO & TIPS

(P) *Voor dit gerecht is een **maiskip** erg lekker. Maiskippen worden gevoerd met mais en krijgen daardoor een gelere kleur en een wat steviger structuur.*
U kunt natuurlijk ook een jonge scharrelkip nemen.
De kippen zijn meestal al op een speciale manier opgebonden, waardoor ze tijdens het ronddraaien stevig bijelkaar blijven en aan alle kanten goudbruin en knapperig worden.
Kip- en kalkoenfilet behoren tot de **gezonde vetten.** In dit gerecht wordt de hele kip bereid, inclusief de huid. Tijdens het grillen druipt weliswaar het meeste vet eruit, maar dat drupt op de aubergines en maakt deze samen met kruiden en de ham heerlijk smeuïg en extra smakelijk. Wilt u het vet liever niet eten. Maak dan de aubergines in de oven met wat olijfolie gaar. Vang het druipvet van de kip op en verwijder het.

☺ *Persoonlijk vind ik dat altijd een beetje jammer. Ik bereid dit gerecht heel af en toe en eet de kip dan met vel. Het krokante kruidige korstje is zo lekker!*

(T) *Om de **kip een exotisch tintje** en wat meer smaak te geven kunt u vóór het grillen (verse) kruiden en ham onder de huid stoppen.*
Het is een beetje 'fröbelen' maar het smaakt erg lekker.
Hier nog wat aanwijzingen daarvoor:
Trek aan de randen de huid van de kip een stukje los.
Vorm met een stukje **ham**, wat **tijm** en een plakje **knoflook** een plukje en stop dat tussen de huid en het vlees.
Druk de huid weer aan en bestrooi de kip daarna met de **cajunkruiden**.
Steek de kip aan het spit en gril deze op de gebruikelijke manier.

U kunt de kip ook **naturel grillen**. Door de buitenkant met cajunkruiden te bestrooien worden de aubergines door het druipvocht extra pittig.
In plaats van aan het spit kunt u de kip ook gaarmaken in de oven. Leg ze dan gewoon boven op de aubergines en maak het gerecht in ongeveer een uur gaar op 160 °C.

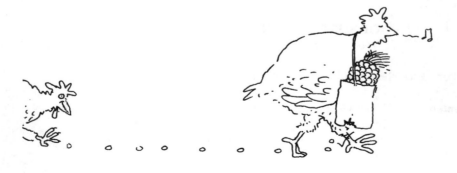

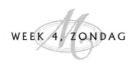

WEEK 4, ZONDAG

Ingrediënten Voor de groene bonbons:
2 eetlepels gehakte groene kruiden: lente-ui, koriander
peper & zout
3 eetlepels gehakte peterselie voor de buitenkant

Voor de rode bonbons:
½ teen knoflook, geperst
½ theelepel gemberwortel, geraspt
mespuntje paprikapoeder
peper & zout
paprikapoeder voor de buitenkant

Werkwijze

Meng voor de groene yoghurtballen in een *kom* circa 150 gram uitgelekte **yoghurt** met de **lente-ui** en **koriander** en breng de massa op smaak met peper en zout.
Vorm er met twee *dessertlepels* circa 8 balletjes van. Doe de **peterselie** in een *kommetje* en rol de balletjes daardoor.
Meng voor de rode yoghurtballen in een *kom* circa 150 gram uitgelekte **yoghurt** met de **knoflook**, de **gemberwortel** en een snufje **paprikapoeder** en breng de massa weer op smaak met peper en zout.
Vorm er weer balletjes van rol deze door **paprikapoeder**.
Verdeel de **gemengde sla** over de *saladeborden* en leg daarop de yoghurtbonbons. Druppel er wat **olijfolie** over en strooi er indien gewenst nog wat peper en peterselie over.

KIP AAN HET SPIT OP AUBERGINES
(voor 4 personen)

Ingrediënten 1 grote maiskip ❷ en ☺ en ❶
2 tenen knoflook, in plakjes gesneden
1 lepel verse tijm, alleen de blaadjes
2 plakken Parmaham, in stukjes getrokken
1 theelepel cajunkruiden
peper
2 grote aubergines of 4 kleinere
2 rode uien, in repen gesneden
olijfolie
(zee)zout

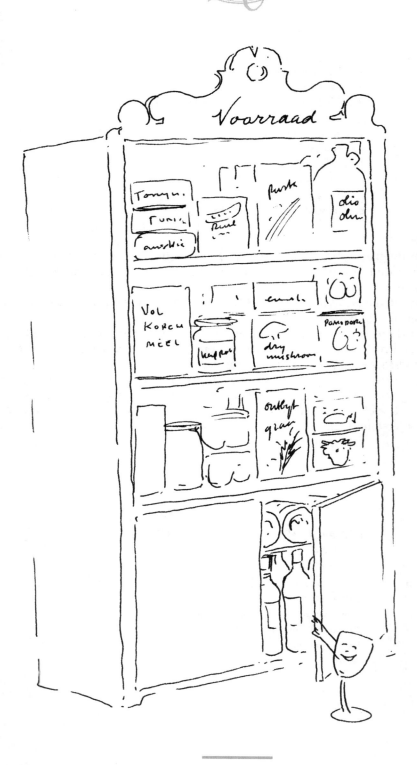

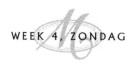

WEEK 4, ZONDAG

Werkwijze
Snijd de **aubergines** in dunne lengteplakken en leg deze op een stuk **keukenpapier**. Strooi er royaal **(zee)zout** over en laat er gedurende een half uur het vocht uittrekken.
Verwarm de *grill* voor
Prepareer -indien gewenst- intussen de **kip** om te grillen op de volgende manier:
Trek aan de randen de huid van de kip een stukje los. Vorm met een stukje **ham**, wat **tijm** en een plakje **knoflook** een plukje en stop dat tussen de huid en het vlees.
Druk de huid weer aan en bestrooi de kip daarna met de **cajunkruiden**.
Steek de kip aan het spit en gril deze op de gebruikelijke manier.
Spoel het zout van de aubergines en maak ze met *keukenpapier* weer droog.
Smeer een ovenvaste schaal in met **olijfolie** en leg op de bodem een laag aubergineplakken. Strooi er de **uien** over en dek die weer af met nog een laag aubergineplakken. Schenk er wat olijfolie over en plaats de schaal onder de kip in de grill. Laat het geheel samen gaar worden, dat duurt circa 50 minuten.
Verdeel de kip in porties en serveer deze met een deel van de auberginesschotel.

KAASROLLETJES MET KRUIDEN
(Voor 4 personen)

Ingrediënten
4 plakken trappistenkaas à 50 gram
100 gram verse roomkaas
1 eetlepel olijfolie
4 eetlepels groene kruiden, fijngesneden of gehakt:
peterselie, bieslook, basilicum, oregano, tijm
peper
4 blaadjes sla
4 plakken tomaat
1 stengel bleekselderij, geschild en fijngehakt

Werkwijze
Meng in een *kommetje* de **roomkaas** met de **olijfolie** en de **groene kruiden**.
Leg de plakken **trappistenkaas** op een *plank* en besmeer deze met het roomkaasmengsel. Strooi er (vers gemalen) peper over.
Rol de plakken kaas stevig op en laat ze -afgedekt- een uurtje opstijven in de koelkast.
Snijd voor het serveren de rolletjes in plakken van circa 2 cm. dik en leg deze op een *klein bordje*. Garneer de kaasplakken met een blaadje **sla** en een plak **tomaat** en bestrooi het geheel met de fijngehakte **selderij**.

INFO & TIPS

Ⓜ Voor vanavond heb ik een koolhydraatmaaltijd gepland. Daarom eet ik voor het juiste **evenwicht tussen koolhydraat- en vetmaaltijden** als lunch een vetmaaltijd. In dit geval wordt dat een uitgebreide portie rauwkost met een restantje trappistenkaas. Heerlijk met wat verse blaadjes zuring uit de tuin.

Ⓣ Ik maak weer een **dubbele portie** MAALTIJDSOEP. Een (korte) periode in de diepvries komt de smaak van dit soort gerechten alleen maar ten goede. Met verse kruiden en fijngesneden soepgroenten smaakt deze soep ook na het opwarmen vers en gezond. Op een moment dat er weinig tijd is dit een smakelijk en gezond alternatief dat de geestelijke rust van een fanatiek Montignaccer waarborgt.

☺ Een beetje frambozendiksap geeft voor menig **zoetekauw** net weer even voldoende drugs om de afkickverschijnselen van de suiker dragelijk te maken. Diksap niet verwarren met siroop. Goede diksap is gemaakt op basis van de pure vruchtsuikers. Siroop wordt gemaakt op basis van gewone suiker en een smaakstof.

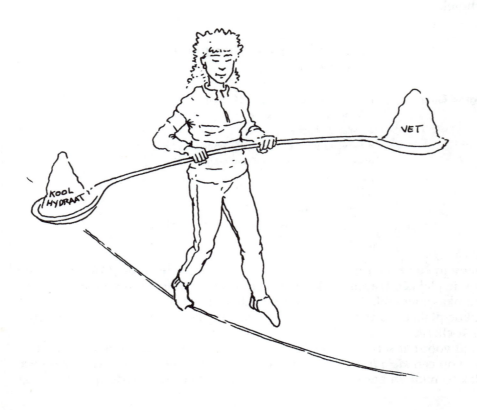

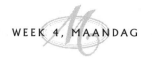

WEEK 4, MAANDAG

MAANDAG

Ontbijt & Lunch
Naar persoonlijke voorkeur en behoefte.

᭞ DINER ᭞
koolhydraatmaaltijd
Ⓜ

MAALTIJDSOEP ❶ MET ZILVERVLIES RIJST
◆
MAGERE KWARK MET FRAMBOZENDIKSAP ☺

MAALTIJDSOEP MET ZILVERVLIESRIJST RIJST
(voor 4 personen)

Ingrediënten
2 liter vetloze bouillon
2 preien, in ringen gesneden
½ selderijknol, in reepjes gesneden
1 rode paprika, in ringen gesneden
500 gram zilvervliesrijst
peper & zout

Voor de garnituur:
4 stengels bleekselderij, geschild en in dunne plakjes gesneden
2 lente-uien, in ringetjes gesneden
4 tomaten, ontveld, zonder zaad en in blokjes gesneden (concassé)

Voor de liefhebber:
rode pepersaus of kikkomansaus
Zwitserse strooikaas

Werkwijze
Breng in een grote *soeppan* de bouillon met de **prei**, de **selderijknol** en de **paprika** aan de kook en roer alles goed door elkaar.
Voeg de **rijst** toe en zet de warmtebron laag. Laat de groenten en de rijst in circa 45 minuten gaar en zacht worden.
Voeg daarna de **bleekselderij**, de **lente-uien** en de **tomaten** toe en verwarm de soep goed door.
Schep de soep op voorverwarmde borden en geef er voor de liefhebber **rode peper-** of **kikkomansaus** bij.

LEVEN VOLGENS DE METHODE MONTIGNAC

INFO & TIPS

☺ *Vanavond neem ik een vetmaaltijd. Als ontbijt neem ik daarom kwark met granen en een schepje* **tutti-frutti** *die ik in de magnetron met wat citroensap heb gekookt.*
Voor de lunch neem ik vers gebakken volkorenbrood met geplette roggekorrels uit de thuisbakkerij.
Heerlijk met kruidenkwark (mierikswortel en peterselie) en natuurlijk komkommer en tomaat. Heerlijk al die rauwkost, ik snap niet dat ik vroeger zonder kon.

PERSOONLIJKE ERVARINGEN

Fitheid / conditie:

Gewicht / omvang / maten:

Algemeen welbevinden:

Bijzonderheden / opmerkingen:

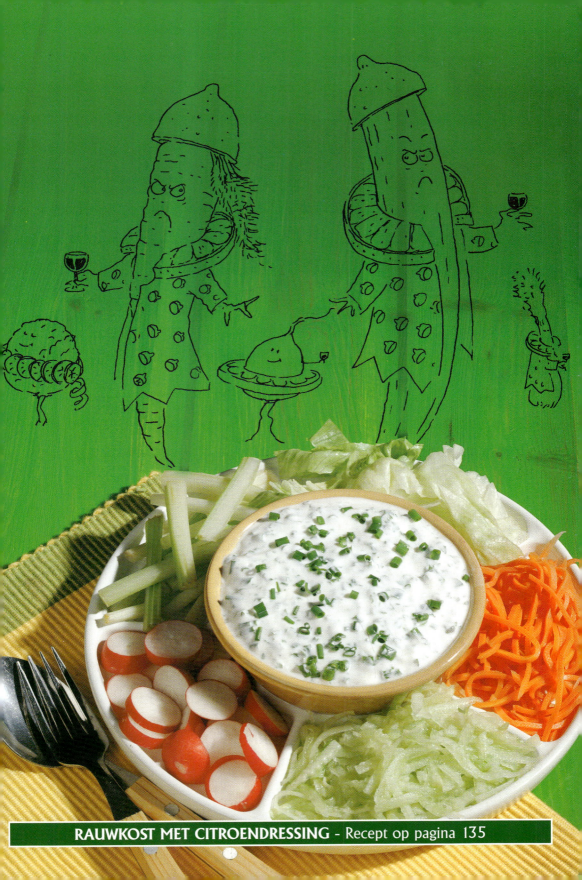

RAUWKOST MET CITROENDRESSING - Recept op pagina 135

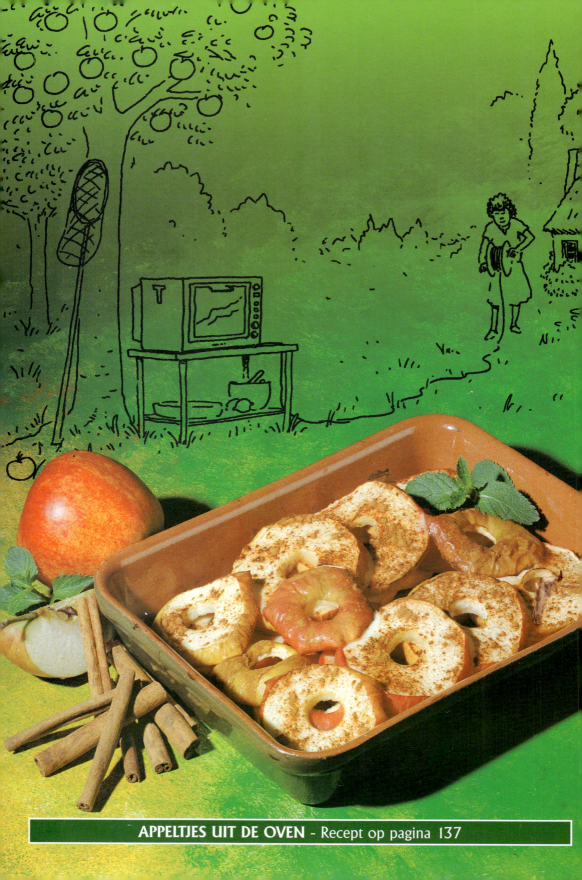

APPELTJES UIT DE OVEN - Recept op pagina 137

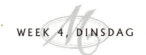

WEEK 4, DINSDAG

DINSDAG: WE GAAN WEER EENS EVALUEREN

Ontbijt & Lunch ☺
Naar persoonlijk behoefte en voorkeur

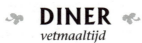

❧ DINER ❧
vetmaaltijd

BLOEMKOOLSALADE MET FETA
◆
GROENE KOOL MET CHORIZO

BLOEMKOOLSALADE MET FETA
(voor 2 personen)

Ingrediënten
¼ bloemkool, alleen de roosjes
1 tomaat, zonder zaad in reepjes gesneden
1 lente-ui, fijngehakt
100 gram feta, in blokjes gesneden
vinaigrette*
peper & zout
olijfolie
enkele slabladen

Werkwijze
Doe de **bloemkool** in een *magnetronschaaltje* en blancheer deze afgedekt in circa 5 minuten bijtgaar in de *magnetron* op vol vermogen (800 Watt). Laat de bloemkool een beetje afkoelen.
Doe de lauwwarme bloemkool, de **tomaat**, de **lente-ui** en de **feta** in een *kom* en meng er voorzichtig de **vinaigrette** door. Breng de salade op smaak met peper en zout.
Verdeel de **sla** over *2 saladeborden* en schep er de bloemkoolsalade op. Geef er eventueel nog wat **olijfolie** apart bij.

INFO & TIPS

T Voor deze heerlijke KOOLSCHOTEL heeft u maar een halve groene kool nodig.
Schaaf de andere helft fijn en maak er met wat vinaigrette een heerlijke **koolsalade** van, voor de lunch van morgen.
Doe er voor de smaak 1/2 rode ui (fijngehakt) door en 1/2 theelepel kummelzaad. Een nacht in de koelkast maakt de kool zacht en zorgt ervoor dat de salade heerlijk op smaak is. Haal hem wel tijdig (tenminste 1 uur voor gebruik) uit de koelkast. Eet er eventueel wat kaas of uitgebakken bacon bij.

P **Kummel** heeft een uitgesproken smaak en hoort van oudsher in de koolsalade. Erg verrassend en lekker -tenminste voor mij- zijn in plaats van kummel enkele gepelde cardemomzaden.

P **Sesamolie** heeft een heel nadrukkelijke 'exotische' smaak. Het wordt steeds in een zeer kleine hoeveelheid gebruikt, enkele druppels zijn al voldoende om een gerecht een bijzonder smaak te geven. Sesamolie wordt gemaakt uit sesamzaad en vooral gebruikt in Aziatische recepten. De olie wordt pas op het allerlaatste moment toegevoegd en mag niet meer meebakken, want dan gaan alle aroma's verloren.

P **Kikkomansaus** is een sojasaus gemaakt op basis van soya, zout en water. Het zeer langdurige fermentatieproces zorgt voor de intense smaak van de saus. Ook in fase I kunt u deze saus in kleine hoeveelheden gerust gebruiken.

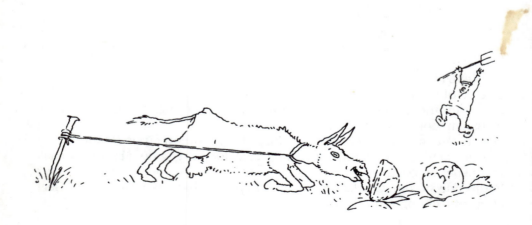

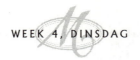

WEEK 4, DINSDAG

GROENE KOOL MET CHORIZO ❶
(voor 2 personen)

Ingrediënten 250 gram chorizo, in blokjes gesneden
olijfolie
2 tenen knoflook, in plakjes gesneden
1 spaanse peper, zonder zaad en in ringen gesneden
1 rode ui, in repen gesneden
1 rode paprika in repen gesneden
½ groene kool, in dunne repen gesneden of geschaafd
kummel ❷
peper & zout
sesamolie ❷
eventueel kikkomansaus ❷

Werkwijze
Verhit in de *wok* of *braadpan* een scheut **olijfolie** en bak daarin kort op hoog vuur de stukjes **chorizo**, voeg de **knoflook** en de **spaanse peper** toe en roerbak het geheel kort.
Doe er de **ui** en de **paprika** bij en laat dit groentemengsel op laag vuur in ongeveer 10 minuten beetgaar worden.
Draai de warmtebron weer hoog en voeg in kleine porties de **groene kool** toe en bak deze glazig.
Breng de koolschotel op smaak met de **kummel** en wat peper en zout. Doe er tot slot een beetje **sesamolie** over.
Verdeel het gerecht over 2 *voorverwarmde borden* en serveer er voor de liefhebber wat **kikkomansaus** bij.

INFO & TIPS

😊 Ik heb vandaag met een paar collega's **thuis geluncht**. De gisteren voorbereide koolsalade heb ik 'aangekleed' met hardgekookte eieren en in de magnetron uitgebakken bacon en wat extra kruidenmayonaise.
Het ging erin als koek!

T De andijvie in de stamppot kunt u vervangen door **steeltjes** of **postelein**.

T Ik maak weer een dubbele portie PAPRIKASOEP, want het is op een ander tijdstip weer heel gemakkelijk en nu het is nauwelijks meer werk.
Gebruik voor de bereiding een hoge pan, dat voorkomt spatten tijdens het pureren met de staafmixer. Met rode paprika's is deze soep overigens ook heerlijk.

P Ook **kippe-, kalfs- runder- en visbouillon** is kant en klaar te koop in poedervorm of vloeibaar. Let bij de inkoop weer op de samenstelling. Ook in bouillon wordt wel eens suiker gebruikt als smaakversterker.

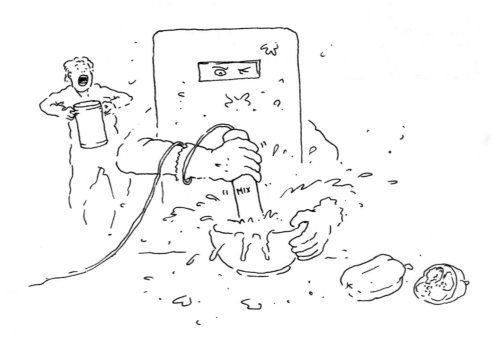

WOENSDAG

Ontbijt
Naar persoonlijke behoefte en voorkeur.

Lunch ☺
Koolsalade van gisteren.

DINER
vetmaaltijd

GELE PAPRIKASOEP
◆
KNOLSELDERIJ MET SPEK EN ANDIJVIE ❶

GELE PAPRIKASOEP ❶
(voor 4 personen)

Ingrediënten
olijfolie
1 teentje knoflook, fijngehakt
4 gele paprika's, zonder zaad en in stukken gesneden
1 prei, in ringen gesneden
1 liter kippenbouillon (poeder of glas) ❷
peper & zout

Werkwijze
Verhit in een *hoge steelpan* een scheut **olijfolie** en bak daarin op laag vuur de **knoflook**, de **paprika's** en **de prei** glazig. Ze mogen niet bruin worden. Dat proces duurt circa 5 minuten.
Voeg een deel van de **bouillon** toe en kook daarin de groenten gaar en zacht. Pureer met de *staafmixer* of in de *keukenmachine* de groenten en voeg de rest van de bouillon toe.
Breng de soep op smaak met peper en zout en laat deze nog een minuut of tien op laag vuur trekken en verder op smaak komen.

EIGEN RECEPTEN

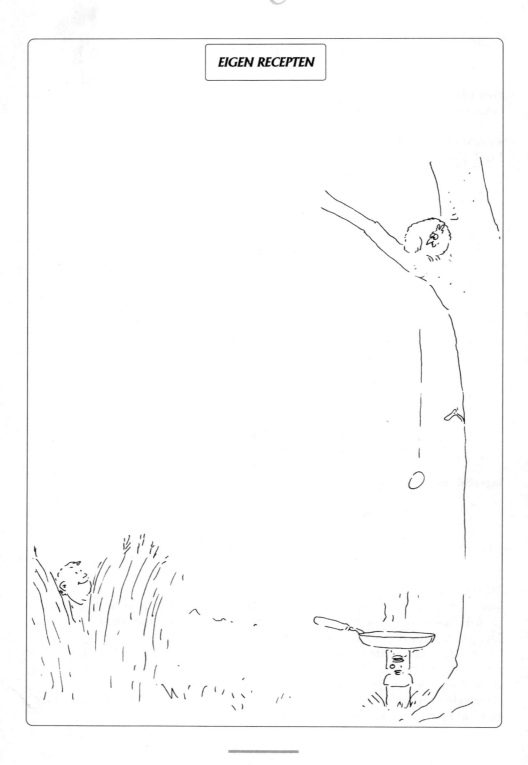

WEEK 4, WOENSDAG

KNOLSELDERIJ MET SPEK EN ANDIJVIE
(voor 2 personen)

Ingrediënten 2 speklapjes zonder zwoerd, in blokjes gesneden
(2 eetlepels olijfolie)
2 teentjes knoflook, fijngehakt
1 rode spaanse peper, in ringetjes gesneden
1 rode ui, in repen gesneden
1 selderijknol, geschild en in dunne reepjes gesneden
½ krop andijvie, in smalle reepjes gesneden
peper & zout

Werkwijze
Bak in de *wok* of *braadketel* het **spek** op laag vuur langzaam uit en giet - indien gewenst- het spekvet weg. Voeg in dat geval de **olijfolie** toe en bak daarin de **knoflook** en de **peper** en bak deze kort mee.
Voeg na de **uien** de **selderijknol** toe en laat deze een minuut of 10 op laag vuur garen.
Roer er tot slot de *andijvie* door, verwarm deze goed door en laat de andijvie even slinken. Breng de 'stamppot' op smaak met peper en zout en serveer deze op *voorverwarmde* borden.

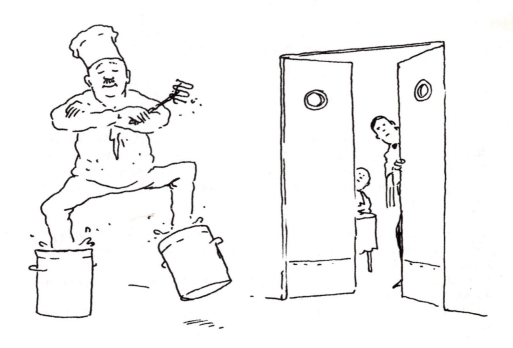

INFO & TIPS

😊 Als u tijd en mogelijkheden heeft is de volgende salade misschien een idee voor een lunch (vetmaaltijd):
Een portie **courgette** met de dunschiller in reepjes gesneden met flinters **Parmezaanse kaas**, wat **vinaigrette***, ringetjes **lente-ui** en enkele geroosterde **wal-** of **pecannoten**.

Ⓜ **Noten** zijn erg lekker en bevatten zeer veel noodzakelijke mineralen en vitaminen. Kortom een zeer volwaardig voedingsmiddel. Een klein probleem is dat ze behalve goede vetten ook (goede) koolhydraten bevatten. In Fase I moet u daarom het eten van noten enigszins beperken. Noten horen bij een vetmaaltijd.

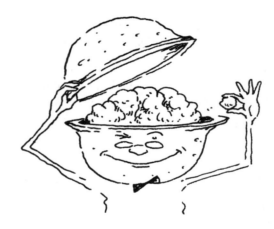

Ⓜ Ook **gekookte peulvruchten** (witte en bruine bonen, flageolets, kikkererwten, linzen en erwten) bevatten zeer hoogwaardige voedingsstoffen en worden dan ook ten zeerste aanbevolen. In fase I moet u ze vanwege de relatief hoge G.I. nog gescheiden eten van vetten, in fase II zijn ze een prima vervanger voor de rijst of de pasta.

Ⓣ Hoewel deze koolschotel voor wat betreft de bereidingswijze erg lijkt op de selderij-linzenstampot is het qua smaak totaal verschillend. Het is een heel ander type gerecht.
Ook dit gerecht is veel intenser van smaak en behoud een steviger structuur wanneer het in de magnetron wordt bereid.
In fase II is dit gerecht een prima garnituur voor een gegrilde of in olijfolie gebakken vismoot.

WEEK 4, DONDERDAG

DONDERDAG

Ontbijt & Lunch ☺ Ⓜ
Naar persoonlijke voorkeur en behoefte

❧ DINER ❧
koolhydraatmaaltijd

VENKEL-LINZENSCHOTEL & TOMATENSALADE
◆
WARME APPEL MET VOLKORENCROUTONS

VENKEL-LINZENSCHOTEL Ⓜ Ⓣ
(voor 2 personen)

Ingrediënten
350 gram venkel, in repen gesneden
1 rode ui, in repen gesneden
½ theelepel venkelzaad
1 teen knoflook, fijngehakt
1 eetlepel groentebouillonpoeder
2 eetlepels water
2 eetlepels venkelgroen, fijngehakt
200 gram linzen, gekookt (diepvries)
peper & zout

Werkwijze
Doe in een ruime *magnetronschaal* de **venkel**, de **rode ui**, het **venkelzaad**, de **bouillonpoeder** en het **water**.
Meng alles goed door elkaar en maak de groenten in circa 15 minuten gaar en zacht in *magnetron* op vol vermogen.
Roer er de **linzen** en het **venkelgroen** door en verwarm het geheel nog 10 minuten door.
Serveer bij het gerecht TOMATENSALADE, op smaak gebracht met magere **kruidenkwark**. De kruidenkwark kunt u gemakkelijk zelf maken door enkele druppels **citroensap** en wat gehakte **peterselie** en fijngeknipte **bieslook** door de kwark te roeren.

LEVEN VOLGENS DE METHODE MONTIGNAC

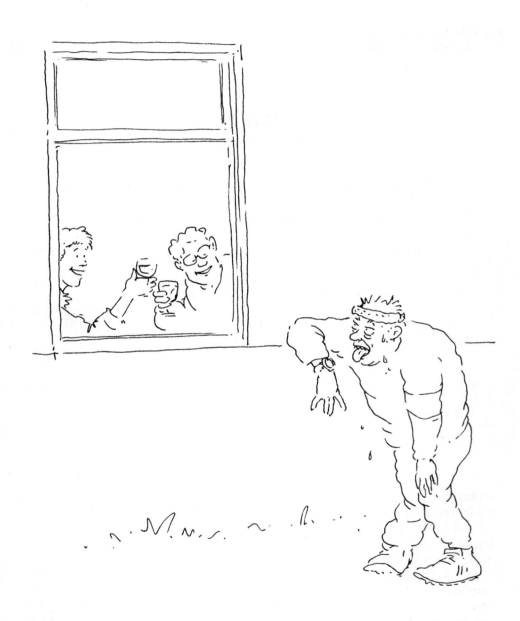

WEEK 4, DONDERDAG

WARME APPEL MET VOLKORENCROUTONS
(voor 2 personen)

Ingrediënten
2 appels, elstar of boskoop
2 eetlepels citroensap
stukje gemberwortel, geraspt
kaneel
(eventueel wat zoetstof)
1 snee volkorenbrood of 2 eetlepels ontbijtgranen
enkele blaadjes munt

Werkwijze
Schil de **appels**, boor er de kern uit en snijd de appels in plakken.
Verdeel de plakken over 2 *eenpersoons magnetronschaaltjes*.
Meng de **gemberrasp** en de **kaneel** door het **citroensap** en voeg desgewenst wat **zoetstof** toe.
Sprenkel deze vloeistof over de appels, dek de schaaltjes af met *plasticfolie* en plaats deze in de *magnetron*. Maak de appels in ongeveer 5 minuten gaar op vol vermogen.
Rooster in een *pan met anti-aanbaklaag* de broodblokjes of de ontbijtgranen. Strooi er desgewenst wat zoetstof (of fructose) over.
Verdeel de kruimels over de appels en garneer de appelcrisp met een blaadje **munt**.

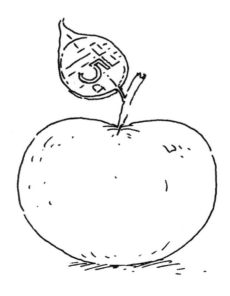

INFO & TIPS

T Geef de PAPRIKASOEP weer **nieuw elan** door er vlak voor het serveren wat verse lente-ui, gehakte peterselie en créme fraiche door te roeren.

M **Pasta's**, beter gezegd de **pastasauzen** op basis van olie, kan ik nog moeilijk missen. Ik heb dan ook naarstig lopen zoeken naar mogelijkheden om zonder pasta mijn favoriete sauzen te kunnen eten. De hier beschreven mogelijkheid is een van mijn toppers geworden: smakelijk, snel en zeer verrassend, ook voor niet Montignaccers. In plaats van ham kunt u ook champignons, salami, uitgebakken bacon, tonijn uit blik of zalmsnippers gebruiken. Het hangt helemaal af van de persoonlijke voorkeur en behoefte.
In plaats van courgette, prei en peultjes kunt u ook venkel en uien gebruiken of aubergines met prei en uien en zelfs spitskool.

T De **groentepasta** houdt meer smaak en beet, wanneer u de groente gaarmaakt in de magnetron.

PERSOONLIJKE ERVARINGEN

Pauze op het afvalfront???

Fitheid / conditie:

Gewicht / omvang / maten:

Algemeen welbevinden:

Bijzonderheden / opmerkingen:

WEEK 4, VRIJDAG

VRIJDAG: AFSLANKPAUZE

Ontbijt & Lunch
Naar persoonlijke voorkeur en behoefte.

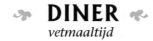

DINER
vetmaaltijd

PAPRIKASOEP ❶ (restant van woensdag)
◆
GROENTEPASTA Ⓜ MET HAMSAUS

GROENTEPASTA ❶ MET HAMSAUS
(voor 2 personen)

Ingrediënten
1 courgette, in dunne repen gesneden (dunschiller)
1 grote prei, in lengterepen gesneden
100 gram peultjes

Voor de saus:
1 eetlepel olijfolie
2 tenen knoflook, fijngehakt
50 gram roomkaas
1 dl slagroom of crème fraiche
100 gram gekookte of rauwe ham, in dunne flinters gesneden
4 takjes basilicum
2 eetlepels geraspte kaas
peper

Werkwijze

Doe de **courgette**, de **prei** en de **peultjes** plus 2 eetlepels water in een grote *magnetronschaal met deksel* en maak de groenten in de magnetron in ca. 15 minuten gaar. (vol vermogen 800 Watt)
Haal de schaal uit de magnetron en laat de groenten nog even nagaren.
Verwarm in een *magnetronmaatbeker* de **olijfolie** 1 minuut (op volvermogen 800 Watt). Voeg de **knoflook** toe en fruit deze 1 minuut mee.
Voeg de **roomkaas** toe en smelt deze in de magnetron (ca. 1/2 minuut op vol vermogen). Roer er de **slagroom** of **crème fraiche** en de **ham** door. Verwarm de saus niet meer. De room gaat schiften.
Verdeel de groenten over 2 *voorverwarmde borden* en schenk er kaassaus over. Maal er **peper** over en garneer het gerecht met de **basilicumblaadjes** en **geraspte kaas**.

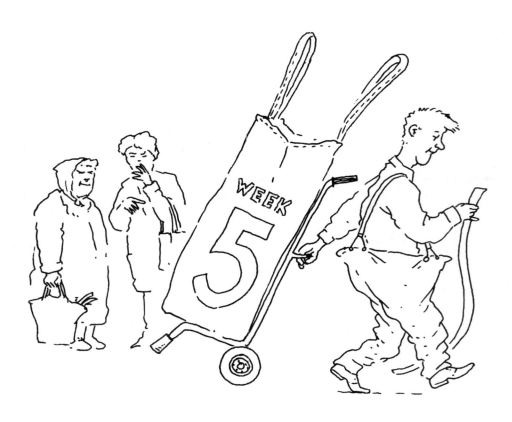

WEEK 5: SPECIFIEKE BOODSCHAPPEN

SPECIFIEKE BOODSCHAPPEN VOOR WEEK 5

Voor voorbereidingen en algemene boodschappen zie de lijst op pagina 28.
Hier een lijst van ingrediënten die gebruikt worden in de recepturen voor week 5.
N.B. de hoeveelheden moet u aanpassen aan de eigen behoefte!

GROENTEN & FRUIT	VLEES, KIP & VLEESWAREN	ZUIVEL & DIVERSEN
voor fruit en kruiden zie de algemene lijst peren appels **groenten:** shitaki-paddestoelen champignons koolrabi spitskool snijbonen peultjes courgette aubergine venkel taugé **kruiden:** kervel bosuien tijm	**vlees:** biefstuk lamsgehakt rundergehakt **kip:** maiskip **vleeswaren:** rosbief **vis:** haring zalm/forel/kabeljauw ansjovis	**zuivel:** *naar persoonlijke voorkeur en behoefte* zure room / crème fraiche **kaas:** gerookte kaas *kaas naar voorkeur* **diversen:** groene pepertjes rode pepertjes kappertjes cardemomzaad sesamolie balsamico-azijn kippe- / groente-bouillon runderfond diksap

INFO & TIPS

😊 Het **vers geperste sap** om wakker te worden en **de ontbijtgranen met magere kwark** zijn een uitstekende basis voor het boodschappen doen op zaterdagmorgen.

😊 Ik schuif de **mais**korreltjes in de Salade Nicoise automatisch op zij, want mais 'sweet corn' en Montignac verdragen elkaar niet

Ⓟ **Shitaki's** -een paddestoelsoort die tegenwoordig ook in Nederland gekweekt wordt op stukken boomschors- hebben een uitgesproken smaak en geur. Ze zijn te koop bij de groentespecialist.
Het steeltje van de paddestoel is taai en smakeloos en wordt dan ook in zijn geheel verwijderd.
Gedroogd zijn deze paddestoelen nog geuriger en zeer gemakkelijk te verwerken. Tien minuten weken, daarna zorgvuldig drogen en u kunt de paddestoelen practisch verwerken als verse exemplaren. Gedroogde shitaki's zijn onder andere te koop in Toko's, winkels waar producten verkocht worden voor de Oosterse keuken.

Ⓣ Een extra geurig én smakelijk tintje krijgt dit gerecht door er 20 gram **gedroogde shitaki's** door te roeren. Week de gedroogde paddestoelen circa 10 minuten, droog ze daarna af, snijd ze in stukjes en meng ze onder de prei, giet er eventueel een beetje van het kookvocht bij en dek daarna het gerecht af met verse plakken shitaki.
Shitaki's kunt u in dit gerecht vervangen door oesterzwammen of grotchampignons. Neem een wat grote maat paddestoelen, het is de bedoeling dat u met de plakken paddestoel de groenten afdekt.
U kunt dit gerecht ook als (vegetarisch) hoofdgerecht serveren, pas de hoeveelheden dan aan.

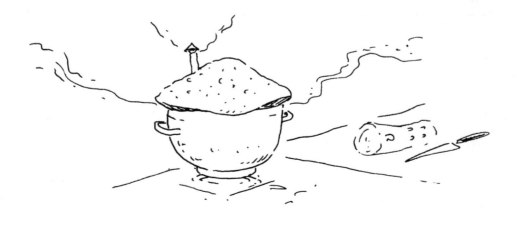

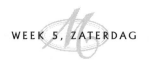

WEEK 5, ZATERDAG

ZATERDAG: WE WENNEN AL AARDIG AAN DE NIEUWE LEEFSTIJL

Ontbijt ☺

Lunch ☺
Lunchen in de stad: **Salade Nicoise**.

❧ DINER ☙
vetmaaltijd

SHITAKI'S MET PREI UIT DE OVEN
◆
BIEFSTUK MET GROENE PEPERSAUS & KOOLRABI'FRITES'

SHITAKI'S ❺ MET PREI UIT DE OVEN ❶
(voor 2 personen)

Ingrediënten 100 gram shitaki's, in plakken gesneden
1 prei, in dunne ringen gesneden
1 teen knoflook, fijngehakt
½ bosje kervel, fijn gehakt
olijfolie
peper & zout
2 eetlepels zure room of crème fraiche, op kamertemperatuur
1 eetlepel kervel fijngehakt

Werkwijze
Doe de **prei**, de **knoflook** en de **kervel** *in een kom* en meng er een scheut **olijfolie** door. Verdeel dit mengsel over *2 ovenvaste schaaltjes* en strooi er wat peper en zout over.
Dek de prei af met de plakken **shitaki** of andere paddestoelen en sprenkel er nog een beetje olijfolie over.
Plaats de schaaltjes in de *oven* en maak het gerecht in circa 35 minuten gaar bij een temperatuur van 160 °C.
Garneer voor het serveren het gerecht met een lepel **zure room** of **crème fraiche** en strooi er nog wat **kervel** over.

LEVEN VOLGENS DE METHODE MONTIGNAC

INFO & TIPS

☺ Voor het **bakken van de biefstuk** gebruik ik traditiegetrouw een klont roomboter en een scheut olijfolie. U kunt de biefstuk ook alleen in olijfolie bakken.
Olijfolie kan goed tegen sterke verhitting. Bij de verhitting van boter kunnen kankerverwekkende stoffen vrij komen.
Belangrijk dat u de pan goed heet laat worden voordat u de boter en/of de olie in de pan doet.
Bak het vlees eerst aan een kant bruin, schuif ondertussen met de pan zodat het vlees niet aan de pan vast bakt.
Bestrooi het vlees vóór het bakken royaal met peper uit de molen. Strooi er in de pan pas haast over. Het zout onttrekt de sappen aan het vlees, waardoor dat taai kan worden.

T Ik ben dol op frites en heb inmiddels ontdekt dat frites van groente zeker zo lekker zijn als frites van aardappels. Vandaag een alternatief van koolrabi, maar van selderijknol en meiraapjes smaken deze frites ook heerlijk. Het bakken van de **groentefrites** hoeft niet in de frituurpan. Het resultaat is veel lekkerder als u de frites bakt in olijfolie in de koekenpan of frituurt in een kuiltje olijfolie in de wok.

Voor de traditionele en tevens zeer hongerigen onder ons kan een portie GEMENGDE SLA MET KNOFLOOKMAYONAISE* een heerlijke aanvulling zijn bij de biefstuk met 'groentefrites'.

☺ Het glas rode wijn smaakt uitstekend bij deze voor mij **nostalgische maaltijd**.

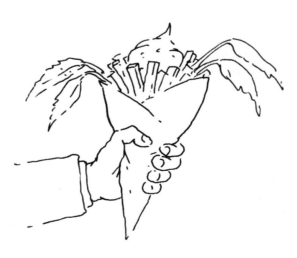

WEEK 5, ZATERDAG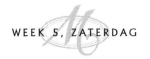

BIEFSTUK MET GROENE PEPERSAUS
(voor 2 personen)

Ingrediënten
2 plakken ossenhaas, niet al te dun, circa 2-3 cm dik
peper & zout
1 teen knoflook, door midden gesneden
boter en/of olijfolie
1 dl runderfond
½ dl slagroom
1 eetlepel groene pepertjes, uitgelekt en gekneusd

Werkwijze ☺
Verhit een *braadpan met dikke bodem* en doe er een scheut **olijfolie** en een klont **boter**. Leg er ook de **knoflookhelften** in en laat deze hun smaak afgeven aan de olie en de boter.
Verwarm de *borden* voor in de oven.
Verwijder als de olie en de boter heet zijn de knoflook en bak de biefstukken aan beide kanten bruin. Per kant duurt dat als u van 'rare' of rood houdt 2 tot 3 minuten. Voor 'medium' of rosé mogen ze een paar minuten langer.
Haal het vlees uit de pan en houd het warm op de *voorverwarmde borden* in de oven of afgedekt met *aluminiumfolie*.
Roer de aanbaksels met een scheutje runderfond los en voeg de slagroom toe. Laat het vocht op laag vuur inkoken en voeg de groene pepertjes toe. Proef de saus op peper en zout en voeg dit zonodig toe.
Schep een beetje saus over de 'steak' en serveer er de rest van de saus apart bij.
Serveer bij dit gerecht:

KOOLRABI'FRITES' ❶
(voor 2 personen)

Ingrediënten
2 kleine of 1 grote koolrabi, in frites gesneden
olijfolie
mespuntje kurkumma (geelwortel)
1 lente-ui, in ringetjes gesneden
peper & zout

Werkwijze
Verhit in de *wok* of *koekenpan* een flinke scheut **olijfolie** en voeg de **kurkumma** toe om de olie te 'kleuren'.
Roerbak daarin de **koolrabi** circa 2 minuten op <u>hoog vuur</u>, zet de warmtebron daarna <u>laag</u> en laat de 'frites' bijtgaar worden.
Roer er tot slot de lente-ui door en breng de frites op smaak met peper en zout. ☺

LEVEN VOLGENS DE METHODE MONTIGNAC

INFO & TIPS

😊 **Uitslapen** valt trouwens niet mee tegenwoordig. Elke ochtend vroeg wordt ik uitgeslapen en fris wakker. Het is net of ik minder slaap nodig heb.

🅣 Overigens smaakt dit **pittige ontbijt- of lunch**gerecht ook als warme maaltijd. Een portie gebakken champignons extra is een prima 'brood-, rijst- en pastavervanger'
Het is een snel, gemakkelijk en overzichtelijk gerecht.

> **EIGEN RECEPTEN**

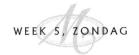

WEEK 5, ZONDAG

ZONDAG: HEEL LANG UITSLAPEN ☺

Fruit
We eten heerlijk verse ramboetans en lyches 'uit het vuistje'.

Ontbijt ☺
Volkorentosti's met vanillekwark

Late lunch ☺

PAPRIKA'S MET TONIJNVULLING ❶
(voor 4 personen)

Ingrediënten   2 rode en 2 groene paprika's, gehalveerd en de zaden verwijderd

Voor de vulling:
2 blikjes tonijn, uitgelekt
1 eetlepel mosterd
3 eetlepels olijfolie
1 eetlepel citroensap
2 eetlepels kappertjes
3 eetlepels peterselie, fijngehakt
peper & zout

Voor de garnering:
enkele bladen (ijsberg)sla
enkele takjes peterselie

Werkwijze
Pureer in de *keukenmachine* of met de *staafmixer* de **tonijn** en vermeng deze met de **mosterd**, de **olijfolie** en het **citroensap**.
Schep er voorzichtig de **kappertjes** en de **peterselie** door en breng de vulling op smaak met peper en zout.
Vul hiermee de paprikahelften.
Leg op elk *bord* wat **sla** en een groene en een rode paprikahelft en garneer het gerecht met een **takje peterselie**.

INFO & TIPS

(M) *Onze huisvriendin is er vandaag, zij houdt net ik als van **oosters eten**. Zelf heb ik onweerstaanbare trek in pindasaus. Vandaar de gado gado op het menu.*
Ik heb de receptuur aangepast en moet bekennen dat ik de saus veel lekkerder vindt dan die ik 'vroeger' maakte. Dit recept komt van Ibu Pram een oudere dame uit Bandoeng waarvan ik een aantal jaren geleden kookles kreeg in ruil voor 'Nederlandse les'.

(T) *Gado gado kunt u zowel koud als lauwwarm eten. Stoom of blancheer de groenten niet te lang van te voren. De aangegeven hoeveelheden zijn bij benadering, het spreekt voor zich dat u die afstemt op de eigen behoefte.*

(P) *Pinda's en ook de meeste andere noten zijn 'gezonde' voedingsmiddelen voor zover een dergelijke term voor voedingsmiddelen gebruikt kan worden.*
Ze bevatten overwegend gezonde (plantaardige) vetten en goede koolhydraten.
Maar juist om die reden kunt u deze in fase I beter nog niet eten.
Vandaag -we zijn tenslotte al een heel eind in fase I- maak ik een overtreding. Ik gebruik de noten wel tijdens een vetmaaltijd omdat er naar verhouding meer vetten inzitten.

(P) *Boemboe is de Indonesische term voor een kruidenmengsel dat tot een soort pasta (zalf) is vermalen. Oorspronkelijk werden deze mengsels gemaakt in de 'tjobek' met de 'oelek-oelek' (de vijzel en de stamper).*
Kenners beweren dat het smaakverschil tussen 'ge-oelekte' boemboes en een boemboe uit de keukenmachine te proeven is.
Ik twijfel daar een beetje aan en vindt het gemak in deze heel wat waard!

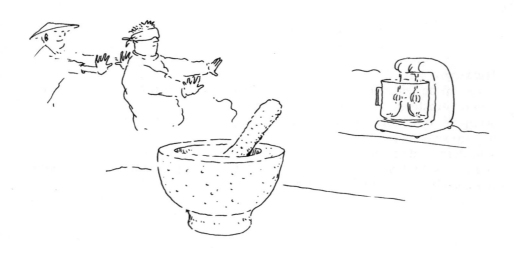

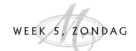

WEEK 5, ZONDAG

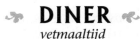

> **DINER**
> *vetmaaltijd*
>
> GADO GADO
> ◆
> SPITSKOOL MET CARDEMOM
> ◆
> KOFFIE MET CHOCOLADE

GADO GADO Ⓜ Ⓣ
(voor 3 personen)

Ingrediënten

4 hardgekookte eieren
2 eetlepels gebakken uitjes

Diverse groenten naar keuze:
100 gram bleekselderij, geblancheerd
100 gram broccoliroosjes, geblancheerd
50 gram winterwortel, geraspt rauw
100 gram taugé, geblancheerd
1 lente-ui
zonnebloem of arachide-olie
100 gram rauwe pinda's (ongebrande) ℗
1 teen knoflook
1 spaanse peper, zonder zaad in stukken gesneden
2 sjalotten, in stukken gesneden
2 dl water/witte wijn
sap van een halve limoen/citroen
kikkomansaus
peper & zout

Werkwijze
Verhit *in de wok* een 'kuiltje' **olie** en rooster daarin de **pinda's** gedurende 5 tot 6 minuten, laat deze daarna uitlekken en vermaal ze in de *keukenmachine*. Vermaal in de *keukenmachine* ook de **knoflook**, de **spaanse peper** en de **sjalotten** tot een 'boemboe'. ℗

INFO & TIPS

T *Ook dit gerecht heeft een **oosters jasje** en wel 'Chinees'.*
Er zijn koks en andere smaakexperts die beweren dat olijfolie niet past bij oosters/Chinees eten. Dé grote Chinese kok Ken Hom uit Engeland is het daar niet mee eens. Hij vindt dat olijfolie ook geschikt is om 'oosterse' gerechten te roerbakken.
Belangrijk is dat de lege wok zeer sterk verhit wordt. Voeg dan pas een beetje olie toe en als deze dampend heet is worden de ingrediënten in kleine porties toegevoegd en onder voortdurend roeren kort gebakken.
Het vlees en de groenten moeten aan alle kanten een baklaagje hebben en knapperig zijn.
Als u de groenten wat meer wil garen voeg dan een scheutje water of witte wijn toe en roerbak net zo lang tot de groenten het vocht weer opgenomen hebben en het verdampt is.

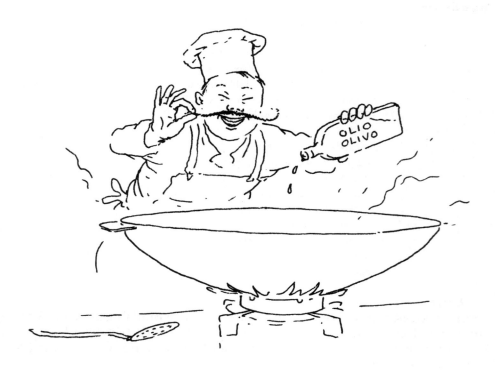

WEEK 5, ZONDAG

Verhit opnieuw een eetlepel olie in de wok en fruit daarin de boemboe en voeg het **water** of de **wijn** toe. Roer er de vermalen pinda's door en laat het mengsel aan de kook komen en indikken.
Breng de saus op smaak met **kikkomansaus**, **citroensap**, zout, peper en eventueel wat zoetstof.
Als de saus te dik is voeg dan nog wat water toe.
Leg de groenten (rauw en/of geblancheerd) soort bij soort op een grote schaal en giet er een deel van de warme saus over. Garneer de schotel met gekookt ei en gebakken uitjes. Geef er de rest van de saus apart bij.

SPITSKOOL MET CARDAMOM ❶
(voor 3 personen)

Ingrediënten
- 400 gram lams- of rundergehakt
- 2 eetlepels arachide- of olijfolie
- 3 tenen knoflook, fijngesneden
- 1 spaanse peper, in ringetjes gesneden
- 1 rode paprika, in reepjes gesneden
- 250 gram snijbonen, in grove ruiten gesneden en geblancheerd
- 4 bosuien inclusief de stengels, in repen gesneden
- 1 kleine spitskool, in repen gesneden
- 5 cardamomzaden, gepeld
- 1 eetlepel sesamolie
- 1-2 eetlepels kikkomansaus

Werkwijze
Verhit de *wok* of *braadpan* en bak daarin het **gehakt** kruimig. Voeg de **arachide-olie** toe en fruit daarin de **knoflook** en de **peper**.
Voeg de **paprika** en de **bosuien** toe, roer alles goed door elkaar en laat de groenten op *laag vuur* in circa 10 minuten bijtgaar worden.
Roer er de geblancheerde **snijbonen** door.
Voeg de **spitskool** toe en bak deze kort mee. De kool moet door en door warm zijn en ziet er enigszins glazig uit.
Breng het gerecht op smaak met de **cardamomzaden**, peper en zout en roer er tot slot de **sesamolie** en de **kikkomansaus** door. Serveer het gerecht op *voorverwarmde borden*.

INFO & TIPS

☺ *In het verleden moest ik bijna elke maandag weer **opnieuw beginnen** met een of ander dieet, omdat het in het weekend weer 'fout' was gegaan.*
Dat gevoel heb ik nu helemaal niet meer. Het gaat niet meer fout, er is alleen nog maar volop genieten. Heerlijk!

☺ *Deze tip is van Monica -een proefpersoon uit het experiment- voor een **meeneemlunch** die zelfs in de trein, zonder al te veel gedoe, te eten is.*

*Ik heb de knoflook met opzet tussen haakjes gezet. **Rauwe knoflook** heeft een indringende nasmaak die je -zonder tandenpoetsen- moeilijk kwijtraakt uit de mond. Dit kunt u grotendeels voorkomen door de knoflook voor gebruik te blancheren. Dat is ook de reden waarom ik gedroogde bieslook gebruik. U kunt de knoflook natuurlijk ook weglaten bij deze 'meeneem-tzatziki'.*

Ⓜ *Het is weliswaar nog fase I en daarbij hoort **chocolade** eigenlijk nog niet. Maar deze 'kleine' overtreding maakt de peer tot een 'grote' lekkernij.*

EIGEN RECEPTEN

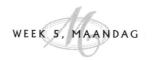

WEEK 5, MAANDAG

MAANDAG: GEEN NIEUW BEGIN

Fruit & ontbijt
Naar persoonlijk voorkeur en behoefte.

Lunch ☺

TZATZIKI MET VOLKOREN CRACKERS
Pas de hoeveelheden aan de eigen behoefte aan

Ingrediënten   geraspte komkommer, uitgelekt
gedroogde bieslook,
gedroogde tijm
(knoflook, uit de pers) ☺
uitgelekte magere yoghurt
peper & zout

Werkwijze
Roer de **komkommer**, **de lente-ui** en eventueel de **knoflook** door de uitgelekte **yoghurt**. Breng de tzatziki op smaak met peper en zout.
Doe het in een afsluitbaar bakje en plaats het tot gebruik in de koelkast.
Neem het 's ochtends mee naar de plaats van bestemming en eet het daar op met stukjes **volkorencrackers**.

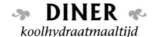 **DINER**
koolhydraatmaaltijd

RATATOUILLE MET BALSAMICO & ZILVERVLIESRIJST
◆
KOMKOMMERSLA MET UI EN CITROEN
◆
MAGERE KWARK MET GEBLANCHEERDE PEER & CHOCORASP Ⓜ

INFO & TIPS

T Dit is weer zo'n gerecht dat alleen maar **lekkerder** wordt wanneer het **in grote hoeveelheden** wordt klaargemaakt. Het is iets meer snijwerk maar de totale bereidingstijd blijft praktisch gelijk. Vandaar mijn advies maak weer twee of meer porties en vries een gedeelte in. Wanneer er geen tijd is om te koken heeft u met weinig werk snel een smakelijk gerecht op tafel.

Het gerecht wordt bereid in de oven, maar u kunt het ook klaarmaken in een braadpan met dikke bodem op de warmtebron.

De bereidingstijd in de oven duurt tenminste 1½ uur. Op het fornuis duurt het iets korter.

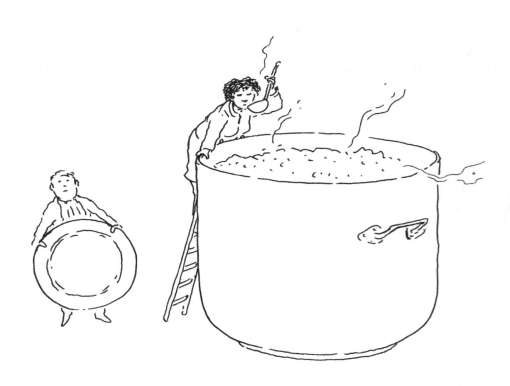

WEEK 5, MAANDAG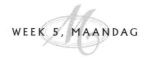

RATATOUILLE MET BALSAMICO
(voor 6 personen) ❶

Ingrediënten
2 aubergines, in plakken gesneden
2 rode uien, in plakken gesneden
2 tenen knoflook, fijngehakt
1 theelepel verse tijmblaadjes of 1 eetlepel gedroogde tijm
2 courgettes, in plakken gesneden
1 kilo vleestomaten, in plakken gesneden
2 dl vetloze kippe- of groentebouillon
2 eetlepels balsamico-azijn of citroensap
peper & zout
fijngehakte groene kruiden

Voor de garnituur:
Zilvervliesrijst, gekookt volgens de aanwijzingen op de verpakking
Komkommer, lente-ui en citroensap naar behoefte

Werkwijze
Leg op de bodem van een *ovenvaste schaal* de plakken **aubergine** en dek deze af met de **uiringen** en de **knoflook**. Strooi er de **tijm** over. Leg daarop de helft van de **tomaten**.
Schik daarop de **courgettes** en dek deze weer af met een laag **tomaten**. Schenk daarover de **bouillon** en de **balsamico-azijn** of **citroensap** en maak het gerecht in circa 1½ uur gaar en zacht in een *oven* van 120 °C.
Roer het gerecht -dat inmiddels een dikke saus is geworden- goed door en breng het op smaak met peper en zout en eventueel wat balsamico.
Serveer er de gekookte ZILVERVLIESRIJST & KOMKOMMERSLA MET UI EN CITROENSAP bij.

MAGERE (VANILLE)KWARK
MET GEBLANCHEERDE PEER & CHOCORASP

Werkwijze
Blancheer per persoon een sappige **handpeer** in **water met citroensap** of **witte wijn**.
Rasp daarover een blokje **chocolade** (>70% cacaomassa) en eet de peer samen met een beetje **magere kwark** die u -indien gewenst- op smaak heeft gebracht met wat **vanillemerg** en zoetstof.
U kunt de chocolade ook smelten en over de peer druppelen.

INFO & TIPS

😊 *Onverwacht 2 gastronomische eters. Van Montignac hebben ze (nog) niet gehoord. Daar moet dan snel iets aangedaan worden.*
"We doen wel mee, als er maar genoeg vitamine L (van Lekker) en W (van Wijn) in zitten. Daar kan aan gewerkt worden! Iemand moet langs de visman en nog even bij de slager langs voor verse rosbief.
*Met deze verse ingrediënten wordt het **snel een feestmaal**.*

T *Deze **tapenade** is ook heerlijk op gebakken plakken aubergine of courgette, als amuse bijvoorbeeld. De werkwijze blijft hetzelfde.*

T *In plaats van Parmaham kunt u ook iets dikker gesneden plakjes gerookte zalm of rosbief gebruiken om de **koolsalade te 'verpakken'**.*

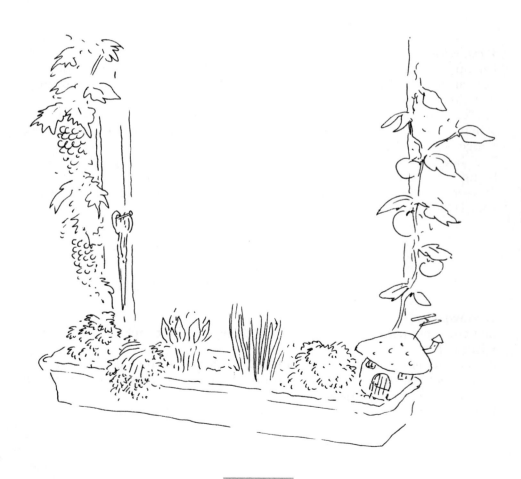

WEEK 5, DINSDAG

DINSDAG: VANDAAG EVALUEREN WE WEER

Ontbijt & lunch
Naar persoonlijke voorkeur en behoefte.

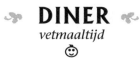

❧ DINER ☙
vetmaaltijd
☺

PARMAHAM MET KOOLSALADE
◆
GEGRILDE VISFILET MET TAPENADE ❶ & PREI EN PEULTJES
◆
GEROOKTE KAAS MET BASILICUM

PARMAHAM MET KOOLSALADE
(voor 4 personen)

Ingrediënten

12 plakjes Parmaham, iets dikker gesneden ❶
250 gram witte of groene kool, heel fijn gesneden
1 lente-ui in ringetjes gesneden
2 worteltjes, geraspt
½ theelepel komijnzaad
2 eetlepels citroen- of limoensap
4 eetlepels olijfolie
peper & zout
2 eetlepels fijngehakte peterselie
1 tomaat, in plakjes gesneden
1 eetlepel mayonaise*

PERSOONLIJKE ERVARINGEN

Fitheid / conditie:

Gewicht / omvang / maten:

Algemeen welbevinden:

Bijzonderheden / opmerkingen:

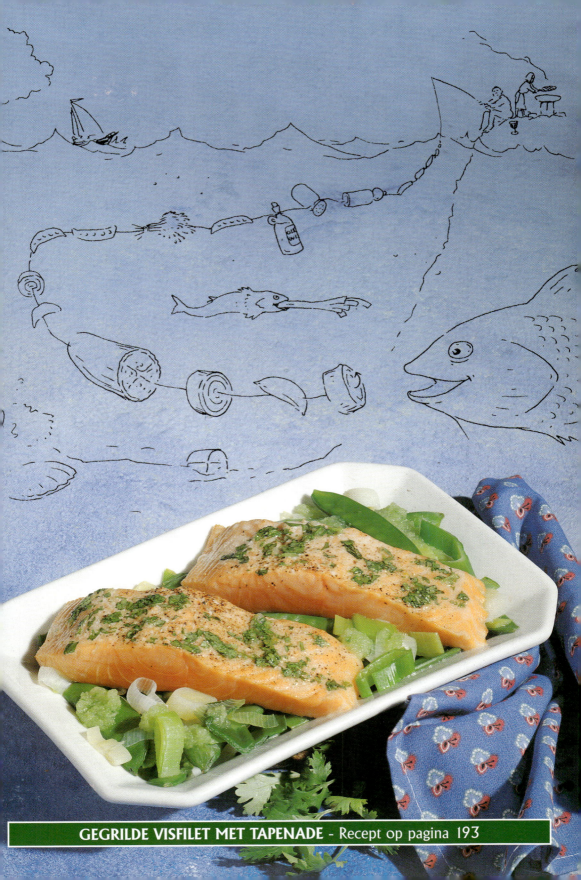

GEGRILDE VISFILET MET TAPENADE - Recept op pagina 193

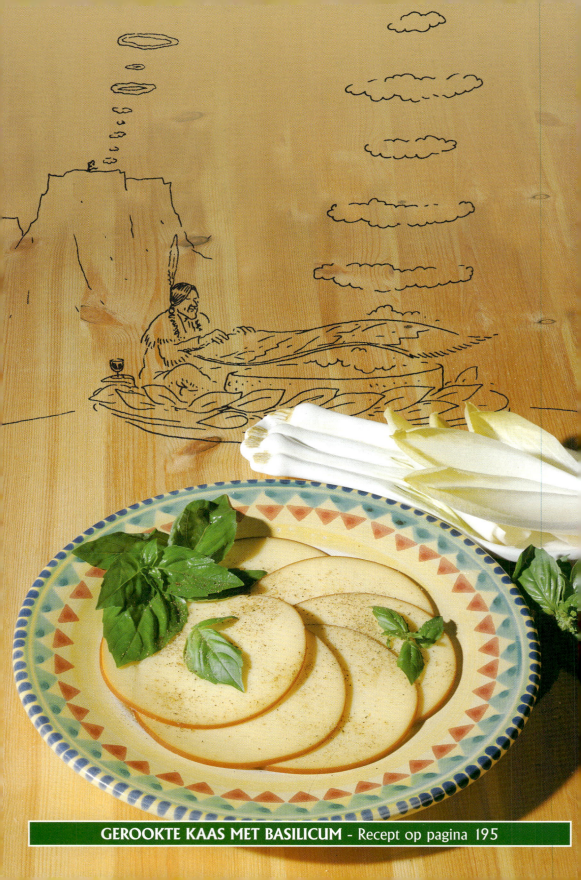

GEROOKTE KAAS MET BASILICUM - Recept op pagina 195

WEEK 5, DINSDAG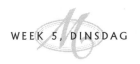

Werkwijze
Vermeng in een *kom* de **kool** met de **lente-ui**, de **wortel** en de **komijn**. Schenk er het **citroensap** en de **olie** over en laat het geheel op een koele plaats tenminste 2 uur trekken.
Leg op een *plank* de plakjes **rosbief** en bestrooi deze met peper en zout. Verdeel de koolsalade over de rosbief en rol de plakjes op. Steek deze zo nodig vast met een prikkertje.
Leg op elk *bord* 3 rolletjes rosbief en bestrooi deze met de **peterselie** en garneer het gerecht met een plakje **tomaat** en een toefje **mayonaise**.

GEGRILDE VISFILET MET TAPENADE
Op bedje van prei en peultjes (voor 4 personen)

Ingrediënten

1 komkommer, geschild zonder zaden
2 preien, in ringetjes gesneden
400 gram peultjes

Voor de tapenade:
1 bosje koriander
2 tenen knoflook
2 eetlepels olijfolie
4 visfilets, kabeljauw, zalm of zalmforel à 150 gram
peper & zout
enkele korianderblaadjes

Werkwijze
Pureer de geschilde **komkommer** in de *keukenmachine* of met de *staafmixer*, breng de komkommercoulis op smaak met peper en zout en houd deze apart.
Blancheer de **preiringen** en de **peultjes** in de *magnetron* (ca. 4 minuten op vol vermogen, afgedekt) of in kokend water met zout.
Vermaal de **koriander** met de **knoflook** in de *keukenmachine* of met de *staafmixer* en meng er de olie door, houd de tapenade apart.
Verwarm de *grill* voor.
Leg de peultjes en de prei op de bodem van een *ovenvaste schaal*.
Bestrooi de **visfilets** met peper en zout en leg ze op de groenten.
Plaats de schaal 3 minuten onder de grill, draai de vis voorzichtig met de *tang* om. Bestrijk daarna de vis met de **tapenade** en plaats de schaal nog 2 minuten terug onder de grill.
Verdeel de groenten en de vis over 4 borden en sprenkel er wat komkommercoulis omheen. Garneer het gerecht met enkele korianderblaadjes.
Dit gerecht kunt u natuurlijk ook bereiden in 4 *eenpersoonsbakjes*.

INFO & TIPS

T Voor de afwisseling heb ik **gerookte** kaas gebruikt, maar dit gerecht smaakt ook uitstekend met (extra) belegen boerenkaas of hollandse geitenkaas.

P Tegenwoordig is er olijfolie te koop die met een plakjes truffel op smaak is gebracht. U kunt dat natuurlijk ook zelf doen, als u een stukje truffel kunt bemachtigen. Maak niet te veel **truffelolie** in een keer.
Sommige mensen vinden witlof als 'stokbroodvervanger' te bitter, een plakje komkommer of een reepje bleekselderij kan natuurlijk ook.

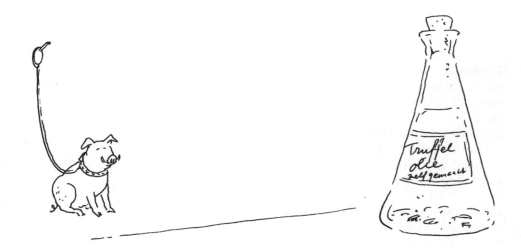

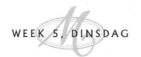

WEEK 5, DINSDAG

GEROOKTE KAAS ❶ MET BASILICUM
(voor 4 personen)

Ingrediënten   200 gram gerookte kaas, in iets dikkere plakken gesneden
4 takjes basilicum
(truffel)olijfolie ❷
peper
4 stronkjes witlof, losgeplukt

Werkwijze
Verdeel de **kaas** over *4 bordjes*, leg de plakjes in een cirkel. Strooi er de blaadjes **basilicum** over en wat peper.
Druppel er wat **olijfolie** over en serveer er de **witlofblaadjes** apart bij.

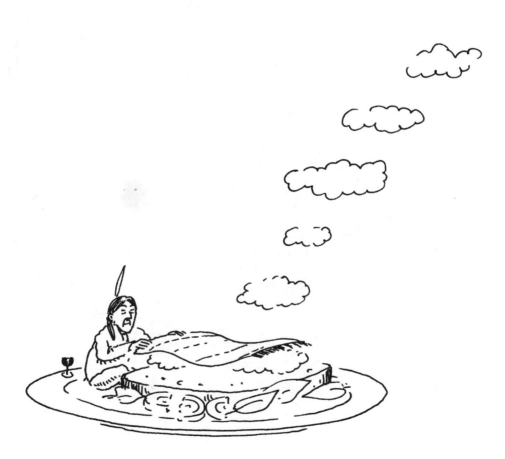

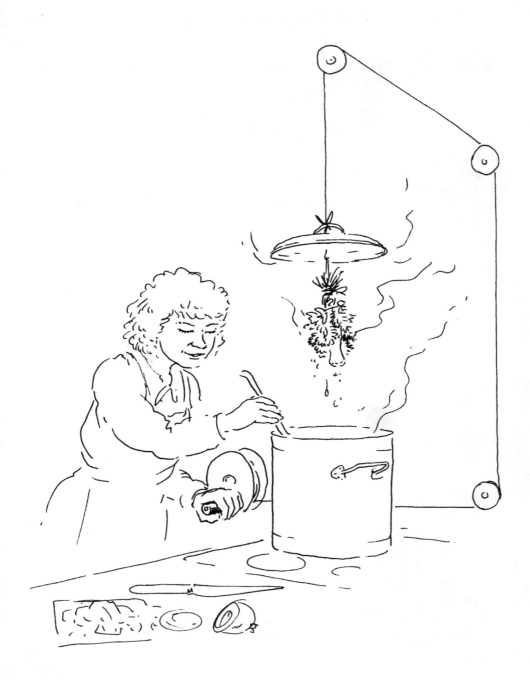

WEEK 5, WOENSDAG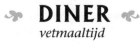

WOENSDAG

Ontbijt & Lunch
Naar persoonlijke voorkeur en behoefte.

❦ DINER ❦
vetmaaltijd

RAUWKOST MET YOGHURTDRESSING
◆
KIP MET ANSJOVIS & VENKEL UIT DE MAGNETRON
◆
KOFFIE MET CHOCOLADE

RAUWKOST MET YOGHURTDRESSING
(voor 2 personen)

Ingrediënten

Diverse soorten rauwkost:
- plakjes komkommer
- reepjes paprika
- reepjes bleekselderij
- reepjes wortel
- enkele slabladeren

Voor de dressing:
2 dl volle (Griekse) yoghurt (uitgelekt)
1 teen knoflook, fijngehakt
1 lente-ui, in ringetjes gesneden
1 eetlepel gehakte peterselie of koriander
peper & zout

Voor de garnering:
enkele takjes peterselie of koriander

INFO & TIPS

😊 Deze KIP MET ANSJOVIS uit Italië is voor ons misschien wat **ongewoon**, maar het geeft de zo 'gewone' kip een heel bijzondere smaak. De helft van dit gerecht vriezen we weer in voor een gemakkelijke en smakelijke maaltijd op een andere dag. Als u niet van 'botjes' houdt kunt u ook kipfilet (2 dubbele filets) gebruiken. In plaats van 45 minuten heeft u dan maar 20 minuten nodig om de kip gaar te maken.

🅿 Een **kruidenbuiltje** ook wel **bouquet garni** genoemd is een bosje kruiden die samen gebonden zijn met een draad, waardoor ze gemakkelijk te verwijderen zijn als ze na het 'trekken' hun smaak aan het gerecht hebben afgegeven. De samenstelling van zo'n builtje verschilt een beetje afhankelijk van het gerecht. Vaak bestaat het uit een stuk prei, een takje rozemarijn, laurierblad, peterseliewortel, tijm etc.

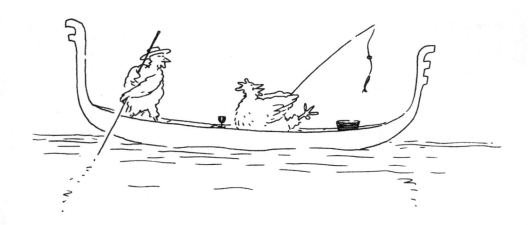

WEEK 5, WOENSDAG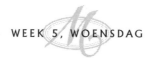

Werkwijze
Roer in een *kom* de **ingrediënten voor de dressing** goed door elkaar en laat deze op smaak komen.
Verdeel over twee *slaborden* de **slabladeren** en leg daarop de **rauwkost**.
Verdeel daarover de yoghurtdressing en garneer de salade met een takje **peterselie** of **koriander**.
De dressing smaakt lekkerder als deze een uurtje in de koelkast op smaak is gekomen.

KIP MET ANSJOVIS ☺
(voor 4 personen)

Ingrediënten
1 kip, in stukken verdeeld en bestrooid met wat peper en zout
olijfolie
2 tenen knoflook, fijngehakt
2 uien, in blokjes gesneden
4 grote tomaten, ontveld, zonder zaden en in reepjes gesneden
8 ansjovisfilets, in stukjes gesneden
200 gram champignons, in stukjes gesneden
1½ dl witte wijn
1 kruidenbuiltje ℗
peper & zout

Voor de garnering:
2 eetlepels gehakte groene kruiden: peterselie, selderij
4 ansjovisfilets
4 plakjes tomaat

Werkwijze
Verhit in een *passende braadketel* een scheut **olijfolie** en bak daarin de kippenbouten rondom bruin. Neem ze even uit de pan en leg ze op een *bord*.
Doe de **knoflook**, de **uien**, de **tomaten**, de **ansjovis** en de **champignons** in de pan en bak deze heel even <u>op hoog</u> vuur. Voeg de wijn toe en breng de saus aan de kook.
Leg de stukken kip terug in de pan, leg er ook het **kruidenbuiltje** bij en laat de kip in circa 45 minuten op <u>zeer laag vuur</u> stoven.
Verwijder het kruidenbuiltje en verdeel de kippenbouten over de *voorverwarmde borden*. Pureer de saus met de staafmixer en verwarm deze door en door.

INFO & TIPS

Morgen zit ik rond **lunchtijd in de trein**.
Ik heb van Monica nog een heerlijk recept gekregen voor een meeneemlunch. Die bereid ik vandaag alvast.
Dan hoef ik die morgenochtend alleen nog maar in mijn tas te doen.
Vergeet niet een vorkje mee te nemen om van deze heerlijk salade te eten, jaloerse blikken omdat u zit te smullen zijn prima, maar veroordelende blikken omdat u zit te knoeien zijn alleen maar lastig.

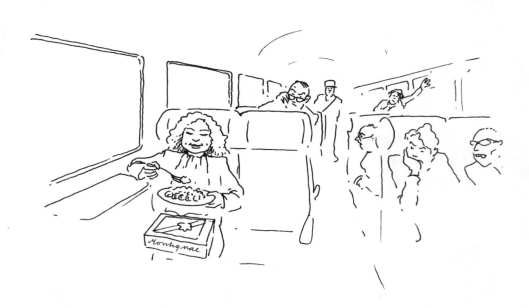

WEEK 5, WOENSDAG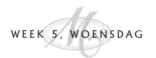

Breng de saus zo nodig op smaak met wat peper en zout. Wees voorzichtig met zout want de ansjovis smaakt ook al zout. Schep op elk bord een beetje van de saus.
Leg op elke bout een **ansjovisfilet**, een plakje **tomaat** en strooi er wat gehakte **groene kruiden** over.
Serveer bij dit gerecht:

VENKEL UIT DE MAGNETRON
(voor 2 personen)

Ingrediënten 2 venkelknollen, in repen gesneden
1 eetlepel olijfolie
1 rode ui in repen gesneden

Werkwijze
Verhit in een *afsluitbare magnetronschaal* de **olijfolie** (1 minuut op vol vermogen 800 °C). Voeg de **ui** en de **venkel** toe en maak de groenten in circa 10 minuten gaar in de *magnetron*.
Roer het gerecht tussendoor een keer om. ☺

LEVEN VOLGENS DE METHODE MONTIGNAC

INFO & TIPS

😊 *Tegen etenstijd heb ik vaak trek en zoals u weet mag je **geen honger** hebben bij de Methode Montignac. Afhankelijk van de maaltijd die volgt neem ik voordat ik ga koken iets om de trek te stillen.*
Voor een koolhydraatmaaltijd neem ik meestal wat fruit, voor een vetmaaltijd neem ik een plakje worst of kaas of zoals vandaag 'komkommerboterhammen.

Ⓟ ***Lentse bloemkool*** *is een groene variant op de Hollandse bloemkool. Deze is lichtgroen van kleur en heeft spitse roosjes en is enorm decoratief. De smaak is nadrukkelijker. Dit gerecht kunt u natuurlijk ook bereiden met 'gewone' bloemkool. De bereidingswijze blijft dan hetzelfde.*

Ⓜ *Het stuk **gare appel** is in fase I bij een vetmaaltijd een 'kleine' overtreding. Maar het geeft de pannenkoek een heerlijke frisse smaak en de sfeer van een nostalgisch toetje. In plaats van appel kunt u ook reepjes paprika gebruiken. Deze pannenkoek is overigens een heerlijk 'broodje' bij een stukje kaas.*

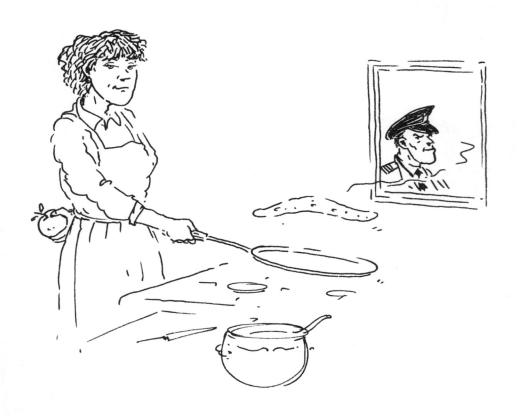

WEEK 5, DONDERDAG

DONDERDAG

Ontbijt
Naar persoonlijke voorkeur en behoefte.

❧ DINER ❧
vetmaaltijd

KOMKOMMERBOTERHAM ☺
◆
LENTSE BLOEMKOOL ⓟ & GEHAKTBALLEN
◆
APPEL-SELDERIJPANNENKOEK Ⓜ

Lunch:

COURGETTE-CHAMPIGNONSALADE
(voor 2 personen)

Ingrediënten
1 kleine courgette, in 'frites' gesneden
100 gram kleine champignons
½ paprika, in repen van ½ cm gesneden
1 liter groentebouillon (blokje)

Voor de dressing:
3 eetlepels balsamico-azijn
2 eetlepels groentebouillon
1 eetlepel gedroogde basilicum
snufje nootmuskaat
peper & zout

LEVEN VOLGENS DE METHODE MONTIGNAC

Werkwijze
Breng in een *ruime pan* de **bouillon** aan de kook en voeg de **courgette** repen toe. Laat de bouillon opnieuw aan de kook komen en voeg de **champignons** toe.
Als de bouillon weer kookt voeg dan de **paprikarepen** toe en laat deze nog 2 minuten zachtjes koken.
Laat de groenten uitlekken in de *zeef* (vang -indien gewenst- de bouillon op) en spoel ze af onder de koud stromend water.
Doe de groenten in een goed *afsluitbaar 'meeneembakje'*.
Roer in een *kom* de **balsamico** met enkele lepels achtergehouden **bouillon** met de **basilicum** en de **nootmuskaat** tot een dressing en breng deze op smaak met peper en zout.
Giet de dressing over de groenten en zet deze tot gebruik in de koelkast.

KOMKOMMERBOTERHAMMEN

Werkwijze
Plakjes komkommer en plakjes worst tegen elkaar leggen als een boterham. Ze smaken lekker ook zonder wijn

LENTSE BLOEMKOOL & GEHAKTBALLEN
(voor 2 personen)

Ingrediënten   250 gram mager rundergehakt, grof gemalen
1 ei
2 tenen knoflook, fijngehakt
1 sjalot, fijngehakt
½ theelepel komijn
1 eetlepel peterselie, fijngehakt
peper & zout
4 eetlepels olijfolie
1 kleine (Lentse) bloemkool, in roosjes verdeeld
1 eetlepel water of bouillon
peper & zout
snufje nootmuskaat
2 eetlepels geraspte kaas

Werkwijze
Meng het **gehakt**, het **ei** met de **knoflook**, de **sjalot**, de **komijn** en de **peterselie** en breng het mengsel op smaak met peper en zout.

WEEK 5, DONDERDAG

Vorm er vier gehaktballen van.
Verhit in een passende *braadpan* de **olijfolie** en bak daarin de gehaktballen rondom bruin. Draai het vuur laag en sluit de pan half af en laat de ballen op zacht vuur in ca. 20 minuten gaar worden.
Verdeel de **bloemkoolroosjes** over de bodem van een wijde *magnetronschaal*, doe er de **bouillon** bij en dek de schaal af met een deksel of met folie. Blancheer de groenten ca. 5 minuten (op vol vermogen 800 Watt). Laat de bloemkool 2 minuten nagaren, strooi er daarna wat peper, **nootmuskaat** en de **kaas** over. Plaats de schaal onafgedekt terug in de magnetron en laat de kaas 1 minuut gratineren op vol vermogen.

APPEL-SELDERIJPANNENKOEK
(voor 2 personen)

Ingrediënten
- 1 zoetzure appel, geraspt
- ½ selderijknol, geschild en geraspt
- ½ ui, fijngehakt
- 1 teen knoflook, fijngehakt
- ½ rode spaanse peper, zonder zaad in ringetjes gesneden
- 2 eieren, losgeklopt
- 2 eetlepels peterselie, fijngehakt
- peper & zout
- zonnebloemolie
- créme fraiche of uitgelekte kwark met gehakte groene kruiden
- (citroensap)

Werkwijze
Meng in een *kom* de **appels**, de **selderijknol**, de **ui**, de **knoflook** en de **spaanse peper**. Roer er het **ei**, de **peterselie** en wat peper en zout door.
Verhit in een *koekenpan met anti-aanbaklaag* een lepel **zonnebloemolie** en verdeel het appel-selderijmengsel over de bodem van de pan en druk het aan. Bak de koek op laag vuur ongeveer 8 minuten aan een kant en keer de koek.
Leg daarvoor een bord of deksel op de pan en keer de pan om. Plaats de pan weer terug en doe wat olie in de pan en laat de koek daarna voorzichtig terugglijden. Bak nu ook de ander kant bruin en gaar.
Serveer bij de pannenkoek wat **créme fraiche** of **uitgelekte kwark** waaraan u wat gehakte **groene kruiden** en eventueel wat **citroensap** heeft toegevoegd.
Met wat **uitgebakken spekjes** is zo'n pannenkoek een complete maaltijd.

LEVEN VOLGENS DE METHODE MONTIGNAC

INFO & TIPS

(P) Gedroogde peulvruchten worden in de fase 1 gegeten tijdens de koolhydraatmaaltijd. Tijdens de bereiding wordt er dan geen olie of vet gebruikt. Deze soep wordt dan ook op basis van vetloze bouillon, bijvoorbeeld van groenten bereid. Op die manier kunt u natuurlijk ook de bekende en vertrouwde erwtensoep bereiden, maar dan wel zonder kluif.

In deze soep heb ik **Limabonen** verwerkt een grote variant op de gewone witte bonen. In plaats daarvan kunt ook kievitsbonen gebruiken, een gekleurde variant. Deze -wat minder gewone peulvruchten- zijn meestal te koop in Turkse of Marokkaanse winkels.
Houd bij de bereiding van dit gerecht rekening met de weektijd van de bonen. Kook de bonen gaar volgens de aanwijzingen op de verpakking of van de leverancier.

PERSOONLIJKE ERVARINGEN

Het gaat ons prima en naar het commentaar van de omstanders te oordelen is ons dat aan te zien.

Fitheid / conditie:

Gewicht / omvang / maten:

Algemeen welbevinden:

Bijzonderheden / opmerkingen:

WEEK 5, VRIJDAG

VRIJDAG

Ontbijt & Lunch
Naar persoonlijk voorkeur en behoefte.

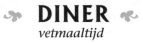 DINER
vetmaaltijd

'MINESTRONE'SOEP MET STROOIKAAS
♦
MAGERE KWARK MET FRAMBOZENDIKSAP

'MINESTRONE'SOEP
(voor 4-6 personen)

Ingrediënten

500 gram Lima- of kievitsbonen ℗, bijtgaar gekookt
1 rode ui, in repen gesneden
1 teen knoflook, fijngehakt
1 liter vetloze bouillon (blokje)
2 stengels bleekselderij, in dunne reepjes gesneden
1 prei, in ringen gesneden
1 rode paprika, in repen gesneden
1 blik gepelde tomaten circa 400 gram
1 kruidenbuiltje: tak rozemarijn, tijm, laurierblad

Voor de garnering:
fijngehakte peterselie
enkele blaadjes basilicum
Zwitserse strooikaas

Werkwijze
Rooster in een *pan met anti-aanbaklaag* de **ui** en de **knoflook** lichtbruin.
Blus dat af met een beetje **bouillon**.
Breng intussen de rest van de bouillon aan de kook en voeg de **bleekselderij**, de **prei**, de **paprika** en de **gepelde tomaten** toe.
Doe er ook de ui en de knoflook bij.
Hang het **kruidenbuiltje** in en laat de soep 10 minuten zachtjes koken.
Voeg de gekookte **Limabonen** toe en laat het gerecht daarna nog 20 minuten op laag vuur koken. De bonen koken iets stuk en zorgen voor de nodige binding in de soep.
Garneer de soep met **fijngehakte peterselie**, enkele **basilicumblaadjes** en wat **strooikaas**.
Serveer er indien gewenst **geroosterd volkoren brood** bij.

MAGERE KWARK MET FRAMBOZENDIKSAP

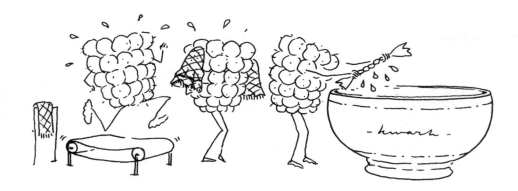

WEEK 6: SPECIFIEKE BOODSCHAPPEN

SPECIFIEKE BOODSCHAPPEN VOOR WEEK 6

Voor voorbereidingen en algemene boodschappen zie de lijst op pagina 28. Hier volgt een lijst van ingrediënten die gebruikt worden in de recepturen voor week 5. N.B. Pas de hoeveelheden aan de eigen behoefte aan.

GROENTEN & FRUIT	VLEES, KIP & VLEESWAREN	ZUIVEL & DIVERSEN
voor fruit en kruiden zie de algemene lijst verse pruimen **groenten:** avocado selderijknol sperzieboontjes aubergines paksoy zuurkool (gewone) sla **kruiden:** dille kervel bieslook gemberwortel	**vlees:** runderlapjes (ribstuk) **gevogelte & wild:** kalkoenfilet konijn **vleeswaren:** salami ontbijtspek gekookte ham **vis:** (hollandse garnalen) tonijn (blik)	**zuivel:** *naar persoonlijke voorkeur en behoefte* yoghurt **kaas:** Mozzarella Peccorino oude (brokkel)kaas komijnekaas kruidenkaas *kaas naar voorkeur* **diversen:** notenolie amandelsnippers runderfond gedroogde paddestoelen

N.B. Deze week worden vaker dubbele porties bereid en er zijn twee keer eters. Als u het programma uitvoert zoals beschreven, moet u daar dus rekening mee houden.

LEVEN VOLGENS DE METHODE MONTIGNAC

INFO & TIPS

P *De groenteman had heerlijke rijpe avocado's, die neem ik mee voor de lunch.*
Avocado *is een van de zeldzame vruchtgroente die zowel vetten als koolhydraten bevatten. Naarmat de avocado rijper is, bevat deze meer vet. Aanvankelijk werd het dan ook afgeraden om in Fase I avocado's te eten. Het is inmiddels gebleken dat door het eten van avocado's de insulineproductie niet of nauwelijks gestimuleerd wordt. Daarom kunt u ook in fase I gerust avocado's eten. Reken deze wel tot een vetmaaltijd.*
De avocadosalade voor de lunch is heel simpel:
enkele blaadjes ijsbergsla, wat citroensap en peper en zout uit de molen en eventueel een scheutje olijfolie. Dat alles voorzichtig door elkaar scheppen en met de ogen dicht opeten.

☺ *Ik leg tegenwoordig niet meer uit dat we* **anders eten**. *Als ik daarna wel eens navraag of gasten iets gemist hebben, kijken ze me meestal vragend aan.*
'Hoezo het was toch heerlijk?'
Aan onze logées hoef ik al helemaal niets uit te leggen over de Methode Montignac. Ze zijn van plan om te starten.
Ik zal ze eens laten zien hoe lekker wij eten.
Het betekent wel even wat extra boodschappen doen.

T *Een paar* **kaasbrokjes** *(zo te koop bij de kaasspeciaalzaak) zijn heerlijk hartig en hard en doen het na een uitgesproken gerecht als de runderroullade uitsteken.*
Serveer er maar een beetje van, want de honger is natuurlijk al lang over.
Geef er voor de liefhebbers wat selderijblad bij.

T *Chocolade is in fase I een overtreding, maar toch....*
Dit is zo lekker en het ziet er zo mooi uit.
Koop mooie grote onbeschadigde aardbeien en maak ze zonodig schoon met een zacht borsteltje of een stukje keukenpapier. Wanneer ze nat geweest zijn plakt de chocolade niet meer en wordt het drassig geheel.
Om te voorkomen dat de **choco-aardbeien** *aan de schaal vastblijven plakken kunt u bakfolie of vetvrij papier gebruiken.*

M *We begaan vanavond zeker een* **'overtreding'** *voor wat betreft het wijndrinken. Vooraf nemen we bij de hollandse garnalen een glaasje champagne op het weerzien. We maken de fles leeg bij de eendenborst.*
Bij de roulade en de kaas nemen we een heerlijke rode wijn. We leggen ook onze 'chocolade-overtreding' tegen fase I weer uit aan onze logées. Ze snappen het nog niet helemaal, maar het vergemakkelijkt de beslissing om te gaan Montignaccen aanzienlijk.

WEEK 6, ZATERDAG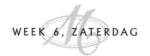

ZATERDAG: EEN WEEKEND MET LOGÉES

Ontbijt
Naar persoonlijke voorkeur en behoefte.

Lunch
Avocadosalade ❷

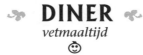

> ❧ **DINER** ☙
> *vetmaaltijd*
>
> WITLOFSCHUITJES MET GARNALEN
> ♦
> GEROOKTE EENDENBORST OP SALADE
> ♦
> RUNDERROULADE MET GROENTEVULLING
> ♦
> 'KAASBROKJES' ⓣ
> ♦
> KOFFIE MET CHOCO-AARDBEIEN ⓣ

AMUSE ⓜ: WITLOFSCHUITJES MET GARNALEN

Ingrediënten
1 eetlepel mayonaise*
1 eetlepel crème fraiche
1 theelepel limoen-/citroensap
1 eetlepel gehakte dille
1 eetlepel geknipte bieslook
peper & zout
100 gram hollandse garnalen
1 tomaat,
ontveld en zonder zaad, in kleine blokjes gesneden (concassee)

Voor de garnering:
enkele takjes dille
2 stronkjes witlof met grote blaadjes

INFO & TIPS

(P) Gerookte eendenborst *is te koop in delicatessenwinkels.*
Als het niet verkrijgbaar is in uw regio kunt u de eendenborst ook vervangen door gerookte kip, zalm of heilbot.
Als u in het bezit bent van een rookoventje, kunt u het ook zelf proberen.
Bij het roken van kip, kalkoen of eendenborst kan nauwelijks iets misgaan.
Het gerecht is snel klaar. In verband met de smaak en de hygiëne is het aan te raden dit gerecht pas vlak voor het eten te bereiden.

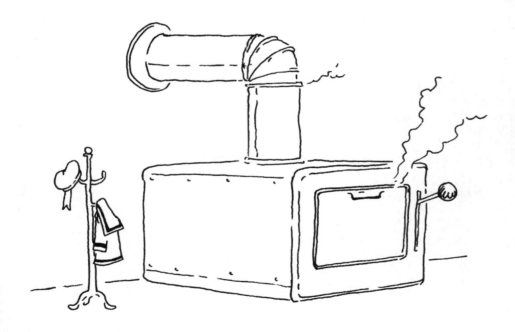

WEEK 6, ZATERDAG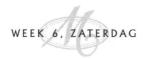

Werkwijze
Meng in een *kom* de **mayonaise** met de **crème fraiche**, het **limoensap** en de **groene kruiden**.
Breng deze saus op smaak met peper en zout.
Schep er voorzichtig de **garnalen** en de blokjes **tomaat** door en laat het geheel <u>een half uur in de koelkast</u> op smaak komen.
Pluk de **witlofblaadjes** los en serveer het garnalenmengsel in de blaadjes.
Garneer de schuitjes met een takje **dille**.

GEROOKTE EENDENBORST ⓟ OP SALADE
(voor 4 personen)

Ingrediënten
250 gram gerookte eendenborst, in heel dunne plakjes
250 gram gemengde salade: frisee, lollo rosso, veldsla, raketsla
20 muntblaadjes
2 tomaten, zonder vel en in dunne reepjes gesneden
peper & zout

Voor de dressing:
3 eetlepels olijfolie
2 eetlepels notenolie
1 teen knoflook, gehalveerd
1 eetlepel balsamico
½ eetlepel citroensap
1 lente-ui, in dunne reepjes gesneden
2 eetlepels peterselie, fijngehakt

Werkwijze
Verdeel de **gemengde salade** over 4 *saladeborden* en strooi er de **muntblaadjes** en de **tomaat** over.
Doe alle **ingrediënten voor de dressing** in een *afsluitbare jampot* en schud deze goed door elkaar.
Schep enkele lepels dressing over de salade en leg daarop (in stervorm) de plakjes **eendenborst**.
Garneer de salade met de **amandelsnippers** en de gehakte **peterselie**.

INFO & TIPS

T *De **runderroulade** zoals hier beschreven is erg populair in Duitsland. Het gerecht lijkt niet op de traditionele roulade die in Nederland lange tijd erg geliefd was op zon- en feestdagen.*
In dit gerecht gaat het om een dunne (platgedrukte) plak vlees die opgerold wordt met een bepaalde vulling.
Voor wat betreft de buitenkant èn de vulling zijn de mogelijkheden praktisch onbeperkt.
Hier beschrijven we één van de meest bekende varianten, namelijk rundvlees (lapjes van het ribstuk) gevuld met reepjes (julienne) groenten.

Ik noem voor de variatie nog wat andere vullingen:
- *chilipasta, champignons, paprikastukjes en verse koriander*
- *gekookte ham, courgette, gedroogde en geweekte paddestoelen, verse gember, knoflook, sojasaus*
- *crème fraiche, bleekselderij en spaanse peper*

Voor de afwisseling noem ik ook hier nog wat andere combinaties:
- *varkensvlees gevuld met zuurkool, uien en salami*
- *kalfsvlees gevuld met ontbijtspek, uien, basilicum en Parmezaanse kaas*
- *lamsvlees gevuld met sojasaus, sesamolie, witte kool, geweekte chinese paddestoelen, prei, gember en knoflook*

Vraag de slager om voor het hierna beschreven recept het rundvlees af te snijden met de snijmachine. Op die manier is het tenminste dun genoeg om goed te kunnen oprollen.

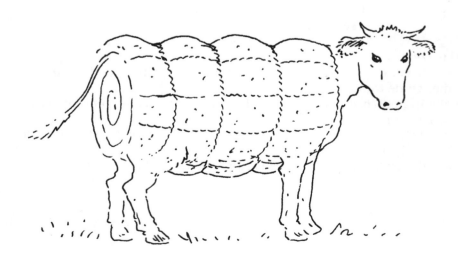

WEEK 6, ZATERDAG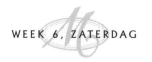

RUNDERROULADE ❶ MET GROENTEVULLING
(voor 4 personen)

Ingrediënten
4 lapjes rundvlees, platgeslagen circa A4 formaat
1 eetlepel mosterd
1 zure bom (zonder suiker!) in dunne lengterepen gesneden
2 stengels bleekselderij, in lengterepen gesneden
1 prei, in lengterepen gesneden
peper & zout
4 eetlepels olijfolie

Voor de saus:
2 dl witte wijn
1 dl runderfond

Werkwijze
Leg het platgedrukte **rundvlees** mooi uit op een *plank* of *werkbank* en bestrijk elke plak met een beetje **mosterd**. Strooi er wat peper en zout over. Maak vier bosjes van de in repen gesneden groenten en snijd de rest in kleine stukken.
Leg op elke plak een bosje groenten en klap de zijkant van het vlees naar binnen zodat de groenten vastzitten. Rol het vlees daarna stevig op en zet het vast met een *prikker* of *vleespen*.
Verhit een *passende braadpan*, schenk er een scheut **olijfolie** in en laat deze ook heet worden. Bak de roulades rondom sterk aan en voeg het restant kleingesneden groenten toe en bak deze kort mee.
Voeg de **wijn** en de **fond** toe en schraap het aanbaksel los. Zorg dat de roulades voor tweederde onder staan in het vocht.
Laat de roulades nu op een laag vuur langzaam in circa 1½ uur gaar laten worden. U kunt de pan ook in de oven plaatsen en het vlees daar langzaam garen op 160 °C.
Serveer bij dit gerecht SELDERIJPUREE of ROERGEBAKKEN SPERZIEBOONTJES.

CHOCO-AARDBEIEN

Ingrediënten
100 gram chocolade (>70% Cacaomassa), in stukjes gehakt
12 mooie grote onbeschadigde rijpe aardbeien

Werkwijze
Smelt in een *magnetronschaaltje* de **chocolade** in de *magnetron* op vol vermogen in circa 1 minuut en roer deze tot een gladde saus.
Doop de droge aardbeien voor driekwart in de chocolade en leg ze op een (glazen) schaal en laat de chocolade stollen.

LEVEN VOLGENS DE METHODE MONTIGNAC

INFO & TIPS

😊 *Terwijl de gasten een fikse boswandeling maken bereid ik de brunch voor. Dit gerecht doet sterk aan* **canneloni** *denken, in plaats van pasta gebruikt u nu aubergineplakken om de vulling in te verpakken voordat deze met kaas wordt gegratineerd in de oven.*

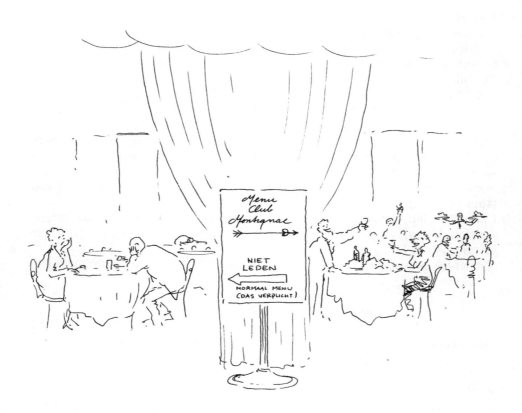

WEEK 6, ZONDAG

ZONDAG: VOOR DE BRUNCH EERST HONGER MAKEN

Fruit
Uitgebreide fruitsalade: verse ananas, kiwi en appel.
Na een half uur wat magere yoghurt met ontbijtgranen en in de magnetron gekookte suikervrije tuttifrutti.

Brunch ☺

AUBERGINEROLLETJES UIT DE OVEN
(voor 4 personen)

Ingrediënten
4 aubergines, in schuine plakken gesneden van circa ½ cm
olijfolie, om de plakken vooraf te bakken
4 grote vleestomaten, zonder zaad ontveld en in blokjes gesneden
2 bolletjes Mozzarella, in blokjes gesneden
4 lente-uien in ringetjes gesneden
2 tenen knoflook, fijngehakt
250 gram geraspte (Pecorino) kaas
peper en zout
4 eetlepels gehakte groene kruiden: peterselie, basilicum, oregano

Werkwijze
Verhit in een *ruime koekenpan* een flinke scheut **olijfolie** en bak daarin op hoog vuur de plakken aubergine. Doe er niet te veel tegelijk, het is belangrijk dat de plakken een beetje bruin worden.
Laat de plakken afdruipen op keukenpapier.
Verwarm de *oven* voor op 180 °C.
Meng in een *kom* de stukjes **tomaat** met de **Mozzarella**, de **lente-uien** en de knoflook. Leg op elke plak aubergine een lepel van dit mengsel en rol de plak op of klap deze dicht.
Smeer een *passende ovenvaste schaal* in met olijfolie en leg de rolletjes aubergine dicht tegen elkaar in de schaal. Strooi er de kaas over en maak het gerecht verder in circa 30 minuten gaar in de oven.
Verdeel de rolletjes aubergine over de *borden* en garneer deze met de gehakte peterselie.

INFO & TIPS

☺ *Voor de variatie serveer ik vanavond een koolhydraatmaaltijd. Het is een welkome afwisseling na de uitvoerige maaltijd van gisteravond. We nemen een glaasje wijn bij het hoofdgerecht.*

T *Vergeet niet de **yoghurt uit** te laten **lekken** voor de tzatziki vanavond, want op de langzame manier duurt dat bij yoghurt 6 tot 8 uur.*

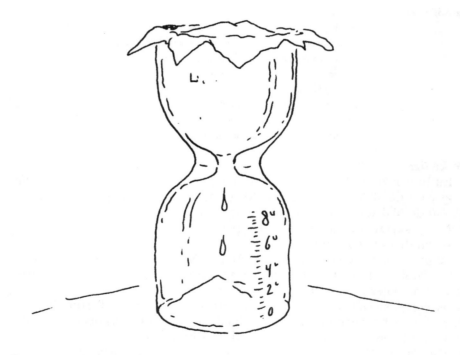

WEEK 6, ZONDAG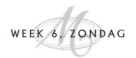

❧ DINER ☙
koolhydraatmaaltijd
☺ ❶

GEVULDE TOMAAT MET TZATZIKI
◆
RIJST MET GEDROOGDE PADDESTOELEN
◆
SORBET VAN VERSE PRUIMEN

GEVULDE TOMAAT MET TZATZIKI
(voor 4 personen)

Ingrediënten
4 grote vleestomaten
1 komkommer
½ liter magere yoghurt, tenminste 8 uur uitgelekt
1 teentje knoflook, fijngehakt
1 eetlepel bieslook, fijngehakt
1 eetlepel dille, fijngehakt
peper & zout
2 slabladeren
2 takjes dille

Werkwijze
Snijd aan de onderkant (het kroontje) van de **tomaten** een plak af en verwijder de zaden. Dep de binnenkant van de tomaat droog met *keukenpapier*. Rasp de **komkommer** fijn, strooi er wat zout over en laat er ongeveer 20 minuten het vocht uittrekken. Spoel het zout af en dep de komkommer droog met keukenpapier.
Doe de **uitgelekte yoghurt** in een *kom* en roer er de **knoflook**, de **bieslook** en de **dille** door. Breng het mengsel op smaak met peper en zout.
Meng de geraspte komkommer door de yoghurt en vul de uitgeholde **tomaten** met dit mengsel.
Leg op elk bord een **slablad** en zet daarop een gevulde tomaat en garneer het geheel met een takje **dille**.

INFO & TIPS

T Dit gerecht laat zich gemakkelijk **invriezen**, maak daarom weer een dubbele portie. Met een bosje verse kruiden krijgt dit gerecht weer nieuw elan.

P In de toko's en delicatessenwinkles zijn diverse soorten **gedroogde paddestoelen** te koop. Ze zijn prima van kwaliteit en smaak. Ze zijn vaak zeer aromatisch en uitstekend geschikt in een rijstgerecht zoals we dat vandaag maken. Een zakje gedroogde paddestoelen is bovendien gemakkelijk in de voorraad. Het maakt een simpel gerecht snel tot iets heel bijzonders.

P **Zwitserse strooikaas** is niet alleen gemalen te koop, de kaas is er ook 'aan het stuk', in de vorm van een klein rolletje. De kaas is erg hard en laat zich met behulp van de kaasschaaf tot harde flinters trekken. Met de nootmuskaatrasp kunt u deze kaas raspen. De smaak is intenser dan de uitvoering in poedervorm.

T Zonder **ijsmachine** kunt u dit **pruimenijs** ook maken. Doe de compote in een diepvriesdoos en bevries deze in circa 3 uur. Roer tijdens het eerste uur de compote om de twintig minuten goed door. Eet het ijs direct op. Omdat er geen suiker gebruikt is kunt u het ('gedraaide') ijs niet meer invriezen. Na enkele uren is het te hard en zijn er te veel ijskristallen. De structuur is dan weinig genietbaar.

Als u niet van (sorbet) ijs houdt, kunt u de pruimencompote ook goed gekoeld eten. Houd rekening met een koeltijd van tenminste 3 uur.

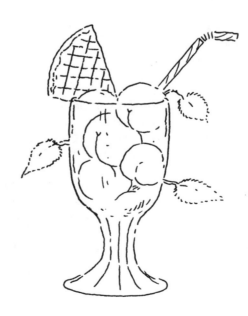

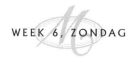

WEEK 6, ZONDAG

RIJST MET (GEDROOGDE) PADDESTOELEN ❶ ❷
(voor 4 personen)

Ingrediënten
400 gram zilvervliesrijst
groentebouillon (blokje)
2 tenen knoflook, fijngehakt
500 gram prei, in ringen gesneden
2 stengels bleekselderij, in reepjes gesneden
kruidenbuiltje: laurierblad, takje tijm, rozemarijn
200 gram (grot)champignons, in plakjes gesneden
5 gram gedroogde paddestoelen: gedroogde shitaki's of morieljes voorgeweekt en kleingesneden
het gezeefde weekwater
peper & zout
4 eetlepels peterselie, fijngehakt
Zwitserse strooikaas ❷

Werkwijze
Breng in een *kookpan* de **rijst** in de **groentebouillon** (en het gezeefde **weekwater**) aan de kook en voeg de **knoflook**, de **prei** en de **bleekselderij** toe. Breng het geheel opnieuw aan de kook en roer alles goed door.
Hang er het **kruidenbuiltje** in en kook de rijst gaar volgens de voorschriften. Voeg de laatste 15 minuten de **champignons** en de **gedroogde paddestoelen** toe en laat deze in de rijst gaar worden.
Breng het gerecht op smaak met peper en zout en garneer het met **peterselie**. Serveer er de **strooikaas** bij.

SORBET ❶ VAN VERSE PRUIMEN
(voor 4 personen)

Ingrediënten
1 kg zoete pruimen, ontpit
(eventueel wat zoetstof)
4 takjes citroenmelisse
kaneel

Werkwijze
Breng de **pruimen** aan de kook en laat ze 2 minuten doorkoken.
Roer het geheel door en laat de compote afkoelen, breng deze eventueel op smaak met wat zoetstof.
Bevries de gekoelde compote daarna volgens de aanwijzingen behorend bij de sorbetière of ijsmachine.
Verdeel het ijs over 4 coupes of bordjes en garneer het met een blaadje citroenmelisse en een snufje kaneel.

EIGEN RECEPTEN

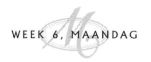

WEEK 6, MAANDAG

MAANDAG: NIET AANKOMEN, ZELFS MET LOGEES

Ontbijt & Lunch
Naar persoonlijke behoefte en voorkeur

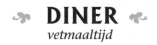

DINER
vetmaaltijd

SPERZIEBOONTJES MET PAKSOY
◆
PLAKJES KOMIJNEKAAS MET BLEEKSELDERIJ

SPERZIEBOONTJES MET PAKSOY
(voor 2 personen)

Ingrediënten
- 3 eetlepels arachide-olie
- 1 teen knoflook, fijn gehakt
- 1 stukje gemberwortel, geraspt
- 250 gram kalkoenfilet, in reepjes gesneden, met peper en zout bestrooid
- ½ rode paprika, in reepjes gesneden
- ½ prei, in ringen gesneden
- 500 gram sperzieboontjes, geblancheerd en in stukken gebroken
- 1 krop paksoy, in stukken/repen gesneden (bladeren plus stengels)
- 1 eetlepel kikkomansaus
- peper & zout

Werkwijze
Verhit de **olie** in de *wok* of *braadpan* en fruit daarin de **knoflook** en de **gemberwortel**. Voeg de **kalkoenfilet** toe en bak deze op hoog vuur knapperig en lichtbruin.
Voeg de **paprika** en de **prei** toe en laat deze circa 3 minuten meebakken.
Roer er ook de **sperzieboontjes** door en bak deze een minuut of 5 mee.
Roer er de **paksoy** door en verwarm deze door en door, net zo lang tot de stengels glazig zijn.
Breng het gerecht op smaak met de **kikkomansaus** en peper en zout en verdeel het over de *voorverwarmde borden*.

Serveer toe een paar plakjes **komijnekaas** met dunne reepjes geschilde **bleekselderij** en/of enkele plakjes **komkommer**.

LEVEN VOLGENS DE METHODE MONTIGNAC

INFO & TIPS

😊 Dit gerecht is uitstekend voor als u **doodmoe en hongerig** thuiskomt en droomt van een bad met aansluitend een gedekte tafel.
Hang snel uw jas op, bekijk de voorraad en ga heel even aan de slag.
Na het weekend zijn er vaak allerlei resten, te weinig voor een zelfstandig gerecht en te veel om weg te gooien. Ik noem hier de ingrediënten die ik ter beschikking had, maar andere smaken waarschijnlijk ook uitstekend.

De **luie ovenschotel** van vandaag werd op die manier gecomponeerd en na het ontspannende bad smaakte deze verrukkelijk. Ik heb er een glaasje wijn als medicijn bijgenomen. Heerlijk!!
Was dit feestelijk en ontspannend of niet?

PERSOONLIJKE ERVARINGEN

Fitheid / conditie:

Gewicht / omvang / maten:

Algemeen welbevinden:

Bijzonderheden / opmerkingen:

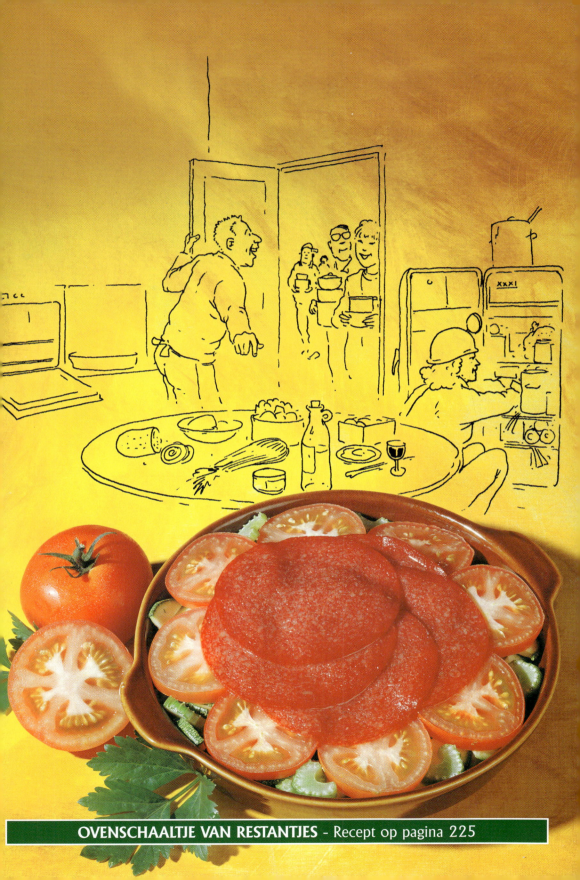

OVENSCHAALTJE VAN RESTANTJES - Recept op pagina 225

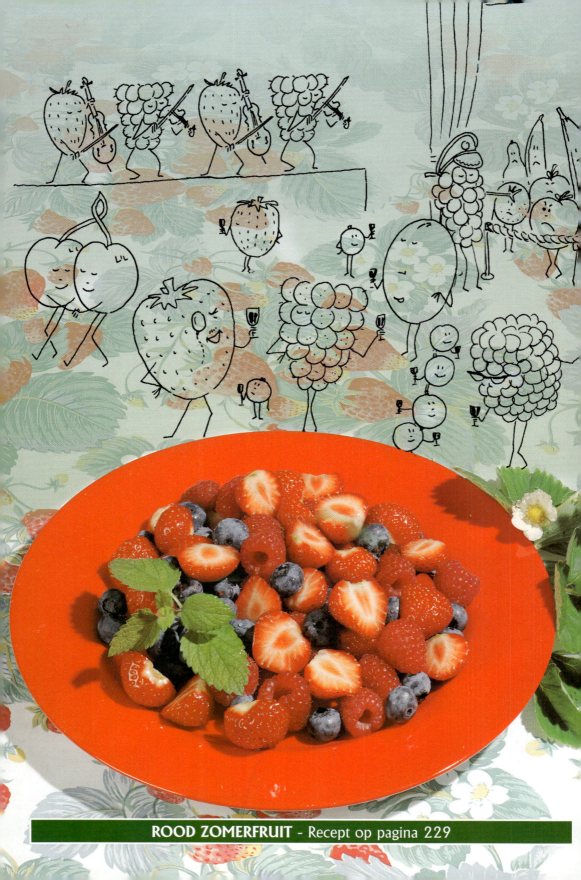

ROOD ZOMERFRUIT - Recept op pagina 229

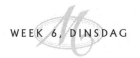

WEEK 6, DINSDAG

DINSDAG: EVEN 'BIJKOMEN' VAN DE GEZELLIGE DRUKTE

Ontbijt & Lunch
Naar persoonlijke voorkeur en behoefte.

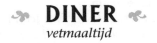

OVENSCHAALTJE VAN RESTANTEN
(voor 2 personen)

Ingrediënten
olijfolie
een stuk courgette, in plakjes gesneden
een stuk komkommer, in plakjes gesneden
tomaat, in plakjes gesneden
ui, in plakjes gesneden
bleekselderij, geschild en in plakjes gesneden
grotchampignons
1 teen knoflook, in plakjes gesneden
plakjes ontbijtspek, in kleine reepjes gesneden
plakjes salami

Werkwijze
Bestrijk 2 *ovenvaste schaaltjes* met **olijfolie** en leg de in plakken gesneden groenten daar laagsgewijs in. Strooi tussen door af en toe wat reepjes **ontbijtspek** en wat peper en zout.
Eindig met de plakken tomaat en daarbovenop de plakjes **salami**.
Plaats de schaaltjes in een *oven* van 160 °C en maakt het gerecht gaar in circa een half uur.
Zet voor <u>vooraf</u> een paar **witlofblaadjes** gevuld met **kruidenkaas** klaar en eet <u>toe</u> een stukje **kaas**.
Een kopje koffie en een chocolaatje en de avond kan niet meer stuk!

INFO & TIPS

Ⓜ Ik voel me heel prettig bij een koolhydraatontbijt en -lunch. Ik eet door de week maar zelden een vetmaaltijd als ontbijt of lunch. De **verhouding tussen koolhydraatmaaltijden en vetmaaltijden** is in de praktijk 2 op 1. Ik eet naar verhouding veel meer koolhydraten. Ik heb in geen jaren zoveel (heerlijk en gezond volkoren)brood gegeten.

's Ochtends ontbijtgranen en tussen de middag brood zijn niet alleen smakelijk maar ook praktisch en snel uitvoerbaar.
De afgelopen weken neem ik tijdens de lunch regelmatig een dun plakje gekookte kip, rookvlees of hüttenkäse met kruiden op mijn brood. Het smaakt heerlijk en ik mis de boter of olie niet. Als ik thuis ben neem ik er meestal wel wat tomaat of komkommer bij.
Brood om mee te nemen 'besmeer' ik vaak eerst een laagje uitgelekte magere kwark.

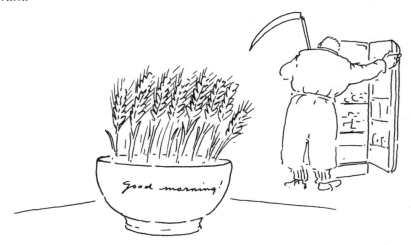

Ⓣ **Koolhydraatmaaltijden** lijken vaak wat bewerkelijker, maar daar staat tegenover dat ze vaak in grotere hoeveelheden kunnen worden bereid. Bij het opwarmen een tweede keer smaken ze zeker zo goed. Met een portie rauwkost en verse kruiden compenseert u het eventuele vitaminenverlies voor een groot deel weer.
De bereidingstijd van een maaltijd waarbij het hoofdgerecht alleen maar hoeft worden opgewarmd is relatief kort. In de magnetron is er weinig of geen smaakverlies en ook het uiterlijk gaat er nauwelijks op achteruit. Tegenwoordig zijn er handige (pyrex) schalen in de handel waarin u het eten -zo uit de diepvries- in de magnetron of oven kunt opwarmen. Het is een fantastische uitkomst wanneer er geen tijd of geen zin is om een gezellige en complete maaltijd te bereiden.

WEEK 6, WOENSDAG

WOENSDAG: OOK KOOLHYDRATEN ZIJN SMAKELIJK!

Ontbijt & Lunch
Naar persoonlijke voorkeur en behoefte. Ⓜ

> ❧ **DINER** ☙
> *koolhydraatmaaltijd*
> Ⓣ
>
> GROENE SOEP
> ◆
> PASTA MET RODE SAUS
> ◆
> ROOD ZOMERFRUIT

GROENE SOEP
(voor 4 porties)

Ingrediënten
1 ui, in reepjes gesneden
1 prei, in ringen gesneden
2 courgettes, met schil in blokjes gesneden
½ liter vetloze bouillon* (blokje)
peper & zout
1 bosje kervel (ca. 50 gram)
2 eetlepels fijngehakte kervel

Werkwijze
Breng in een *hoge (steel)pan* de **groenten** met een deel van de **bouillon** aan de kook en maak de groenten in ca. 20 minuten gaar.
Voeg de **kervel** toe en pureer de groenten met de *staafmixer* of in de *keukenmachine*. Voeg de rest van de bouillon toe en verwarm het geheel goed door. Breng de soep op smaak met peper en zout.
Verdeel de soep over *voorverwarmde koppen of borden* en strooi er wat fijngehakte **kervel** over.

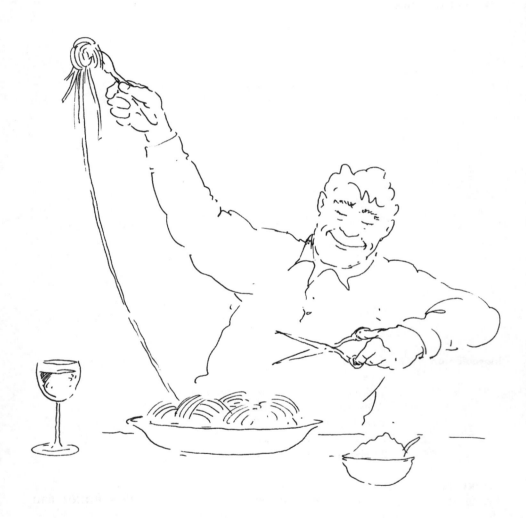

WEEK 6, WOENSDAG

PASTA MET RODE SAUS
(voor 4 porties)

Ingrediënten
2 rode uien, in repen gesneden
2 tenen knoflook, fijngesneden
1 spaanse peper, zonder zaad in ringen gesneden
2 rode paprika's, in blokjes gesneden
4 vleestomaten, in blokjes gesneden
2 dl witte wijn
kruidenbouquet: takjes tijm, majoraan en rozemarijn en laurierblad
peper & zout
200-250 gram dunne volkorenspaghetti
enkele eetlepels gesneden peterselie
gemalen Zwitserse strooikaas

Werkwijze
Doe alle ingrediënten in een *pan met dikke bodem* en breng de **groenten** en de **bouillon** aan de kook.
Voeg het **kruidenbouquet** toe en laat de saus tenminste 1 uur zachtjes koken en indikken. Roer tussentijds niet te vaak, de groenten blijven op die manier nog enigszins herkenbaar. Voeg indien nodig nog wat vocht (water) toe. Breng de saus op smaak met peper en zout.
Kook in een *pan* de **spaghetti** bijtgaar volgens de aanwijzingen op de verpakking.
Verdeel de pasta over de *voorverwarmde borden* en schenk er enkele lepels saus over. Bestrooi het gerecht met **peterselie** en een beetje **strooikaas**.

ROOD ZOMERFRUIT

Ingrediënten
frambozen
bosbessen
aardbeien, in partjes gesneden
(zoetstof)

Werkwijze
Verdeel het **rode fruit** over *de bordjes* en geef er indien gewenst wat **zoetstof** bij.

INFO & TIPS

(M) *Ik vraag me wel eens af wat is er eigenlijk veranderd?*
Ik kan nauwelijks **veranderingen** opnoemen. Vroeger at ik wel eens boterhammen met kaas bij het ontbijt, maar meestal kwam ik niet verder dan een boterham met jam. Mijn ontbijt en zeker mijn lunch zijn gevarieerder en smakelijker dan ooit.
De nieuwe leefwijze heeft ook gezorgd voor een nieuw bewustworden en meer genieten van koken en eten. Ik denk niet dat het moeite zal kosten om dit 'vol te houden'. Het past inmiddels helemaal bij me.

(P) *Dit gerecht met STOOFSLA kunt u alleen maar in de zomer bereiden met sla uit de volle grond.* Sla uit de kassen bevat te veel **nitriet** en bij dit gerecht heeft u per persoon een behoorlijke hoeveelheid nodig. Dit gerecht moet u direct na de bereiding opeten en beslist niet meer opwarmen.
Voor dit gerecht kunt u ook (wilde) spinazie gebruiken, daarvoor geldt bovenstaande opmerking eveneens.

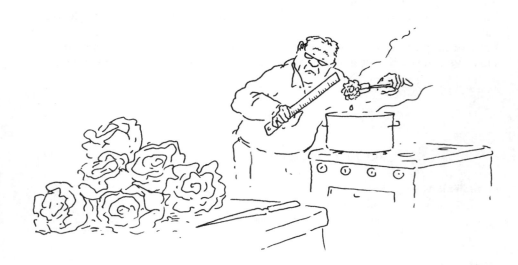

WEEK 6, DONDERDAG

DONDERDAG: DE EERSTE ZES WEKEN ZITTEN ER BIJNA OP

Ontbijt & Lunch
Naar persoonlijke voorkeur en behoefte. Ⓜ

> ✦ **DINER** ✦
> *vetmaaltijd*
>
> PAPRIKA MET EIERSALADE
> ◆
> STOOFSLA Ⓟ MET GEKOOKTE HAM

PAPRIKA MET EIERSALADE
(voor 2 personen)

Ingrediënten   1 rode paprika, gehalveerd en de zaden verwijderd

Voor de vulling:
2 hardgekookte eieren, in kleine stukjes gesneden
2 eetlepels mayonaise*
3 eetlepels hüttenkäse
1 eetlepel citroensap
1 theelepel cajunkruiden
enkele blaadjes basilicum of peterselie
1 stukje lente-ui of bieslook
peper & zout

Voor de garnering:
enkele bladen (ijsberg)sla
enkele takjes peterselie

Werkwijze
Roer in een *kom* de **mayonaise**, de **hüttenkäse**, het **citroensap**, de **cajunkruiden** en de **groene kruiden**.
Breng het mengsel op smaak met peper en zout en vul er de paprikahelften mee.
Leg op elk *bord* wat **sla** en een gevulde paprikahelft. Garneer het gerecht met een **takje peterselie**.

EIGEN RECEPTEN

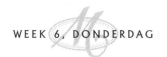

WEEK 6, DONDERDAG

STOOFSLA MET GEKOOKTE HAM
(voor 2 personen)

Ingrediënten: 2 eetlepels olijfolie
2 tenen knoflook, fijngesneden
150 gram magere gekookte ham, in blokjes gesneden
1 jonge prei, in ringetjes gesneden
½ rode paprika in dunne reepjes gesneden
2 jonge kroppen sla, de steel verwijderd en in vieren gedeeld
2 eetlepels bouillon
peper & zout
snufje nootmuskaat

Werkwijze
Verhit in de *wok* de olie en bak daarin de **knoflook** met **hamblokjes**. Voeg de **prei** en de **paprika** toe en laat deze een minuut of 10 garen.
Voeg de kwarten **sla** toe en laat deze slinken en zacht worden, voeg zo nodig de **bouillon** toe en breng het gerecht op smaak met peper en zout en eventueel een beetje nootmuskaat.
Verdeel de inhoud van de wok over twee *voorverwarmde borden* en dien het gerecht direct op.

Serveer bij dit gerecht, indien gewenst, TOMATEN-KOMKOMMERSLA met wat kruidenmayonaise*.

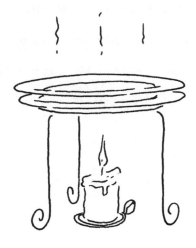

LEVEN VOLGENS DE METHODE MONTIGNAC

INFO & TIPS

Als u het **streefgewicht** nog niet bereikt heeft, gaat u verder met fase I. U kunt de recepten van de afgelopen weken gewoon herhalen. U kunt ook inspiratie opdoen uit mijn eerdere boek SLANK & SNEL, waarin een groot aantal recepten beschreven zijn voor fase I. De meesten van u zullen inmiddels ook voldoende inzicht in de Methode Montignac verworven hebben en in staat zijn de eigen lievelingsrecepten aan te passen aan de uitgangspunten.
Raadpleeg bij twijfels omtrent bepaalde ingrediënten de Voedingsmiddelentabel van het Voorlichtingsbureau van de Voeding. Daarin staan de macro- (koolhydraten, eiwitten en vetten) en micronutriënten (vitaminen, mineralen en sporenelementen) per voedingsmiddel aangegeven.
Zelf blijf ik nog in fase I en ben van plan -met name in het weekend- de scheiding tussen koolhydraten en vetten minder strikt toe te passen.
Af en toe een bakje zilvervliesrijst bij de warme maaltijd, volkorenpasta met een scheut olijfolie en wat geraspte Parmezaanse kaas.

Onze Montignacvrienden eten mee en we gaan het **wijnbeleid** voor de komende tijd afspreken. Dit op basis van Montignacs wijnboek:
IK BEN GEZOND WANT IK DRINK ...WIJN ELKE DAG
Wijn met mate (2 tot 4 glazen per dag) is niet alleen erg lekker, maar ook gezond. De stemmen staken met 2 tegen 2. Voor elke dag vindt de ene helft dat te veel. In het weekend maken we wel een 'uitzondering'. We zullen heel wat glazen wijn verder zijn voordat deze discussie is gesloten.

Met deze BODEMLOZE QUICHE kunt u zich in practisch alle -ook **onvoorziene-omstandigheden** redden. De ingrediënten heeft u meestal wel in huis, de bereiding kost weinig tijd en moeite en smaakt altijd lekker. Het ziet er bovendien zeer decoratief uit.
U kunt het als taart opdienen of zoals hier beschreven in eenpersoons ovenschaaltjes.
Aangevuld met uitgebakken rookspek of plakjes salami is het een complete maaltijd.

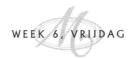

WEEK 6, VRIJDAG

VRIJDAG: NOG EVEN IN FASE I OF AL NAAR FASE II?

Ontbijt & Lunch
Naar persoonlijke voorkeur en behoefte.

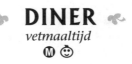

DINER
vetmaaltijd

BODEMLOZE QUICHE LORAINE

♦

ZUURKOOL MET KONIJN

♦

SNELLE CHOCOMOUSSE

BODEMLOZE QUICHE LORAINE
(voor 4 personen)

Ingrediënten
2 uien, in ringen gesneden
1 prei, in ringen gesneden
1 teen knoflook, fijngehakt
1 spaanse peper, zonder zaad in ringetjes gesneden
50 gram ontbijtspek, in dunne reepjes gesneden
olijfolie
4 eieren
200 gram crème fraiche
200 gram belegen kaas, geraspt
1 theelepel Provençaalse kruiden: rozemarijn, tijm
peper & zout

Werkwijze
Verwarm de oven voor op 180 °C.
Bestrijk een *ovenvaste schaal* of *eenpersoonsschaaltjes* met olie.
Meng in een *kom* de **uien**, de **prei**, de **knoflook**, de **spaanse peper** en het **ontbijtspek**. Bedek daarmee de bodem van de ovenschaal- of schalen.
Klop de **eieren** los met de **crème fraiche** en roer er de **kaas** en de **Provençaalse kruiden** door. Doe er wat peper bij en eventueel wat zout.
Plaats het gerecht in de oven en maak het in circa 25 minuten gaar en bruin.

LEVEN VOLGENS DE METHODE MONTIGNAC

ZUURKOOL MET KONIJN
(Voor 4 personen)

Ingrediënten

Het konijn:
4 konijnenbouten of 1 konijn in porties verdeeld
peper & zout
12 sjalotten, geschild
6 knoflookktenen, geschild
4 selderijstengels, geschild en in schuine ruiten gesneden
1 tak rozemarijn en 2 laurierblaadjes
1 dl olijfolie
½ dl witte wijn
6 kleine trostomaten, gehalveerd
4 eetlepels groene kruiden: basilicum, peterselie, tijm en salie

Werkwijze

De bereiding van het konijn is niet erg bewerkelijk maar kost wel wat meer tijd zeker 1½ uur.
Verwarm de oven voor op 180 °C.
Bestrooi de **konijnenbouten** met peper en zout en leg ze in een *braadslee*.
Verdeel er de **sjalotten**, de **knoflook**, de **selderij**, de **rozemarijn** en de laurier omheen.
Schenk ⅓ van de **olijfolie** en alle **wijn** over het konijn en plaats de *braadslee* in de oven. Laat het gerecht ca. 30 minuten braden en kleuren.
Bedruip tussendoor het gerecht met braadvocht in de braadslee.
Zet de oven lager ca. 120 °C en laat het konijn 30 minuten verder garen, voeg daarna de **tomaten** en **de rest van de olijfolie** toe.
Plaats de schaal nog 10 minuten in de oven om de tomaten door en door te verwarmen. Strooi er vlak voor het serveren de **groene kruiden** over.
Serveer bij dit gerecht:

ZUURKOOL & COURGETTE
(Voor 4 personen)

Ingrediënten

2 eetlepels olijfolie
1 teen knoflook, fijngehakt
1 spaanse peper, zonder zaad in ringetjes gesneden
1 stukje gemberwortel, geraspt of fijngehakt
1 kleine ui, in reepjes gesneden
1 courgette, geraspt
500 gram zuurkool uit het vat
ca 1 dl bouillon of witte wijn
peper zout

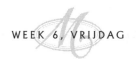

WEEK 6, VRIJDAG

Werkwijze
Verhit in een *braadpan* of *wok* de **olijfolie** fruit daarin kort de **knoflook**, de **spaanse peper** en de **gemberwortel**. Voeg de **ui** en de **courgette** toe en bak onder voortdurend roeren het geheel op hoog vuur een minuut of 5.
Voeg de **zuurkool** toe, meng alles goed door elkaar en voeg de **bouillon** of **wijn** toe. Zet de warmtebron laag, sluit de pan en laat het gerecht circa 20 minuten zachtjes stoven.
Als u het gerecht te nat vind, doe dan het deksel van de pan en laat het vocht op hoog vuur verdampen.

SNELLE CHOCOMOUSSE
(voor 4 personen)

Ingrediënten
200 gram chocolade >70%, geraspt of in kleine blokjes gehakt
3 eetlepels water
3 eieren, gesplitst in dooier en wit
(1 theelepel sinaasappelrasp)
peper & zout, nootmuskaat

Voor de garnering:
sinaasappelrasp of -schil
enkele muntblaadjes

Werkwijze
Deze chocomousse is snel gemaakt, maar moet wel tenminste 12 uur opstijven in de koelkast.
Klop met de *mixer* in een *vetvrije kom* de **eiwitten** zeer stijf met een snufje zout.
Doe de **chocolade** en het **water** in een *pan* en smelt deze langzaam *op laag vuur*. Roer de massa glad en klop er met de garde 1 voor 1 de **eidooiers** door.
Roer er indien gewenst de **sinaasappelrasp** door en in ieder geval een snufje peper, zout en **nootmuskaat** en spatel er dan voorzichtig de stijfgeslagen **eiwitten** door.
Verdeel de chocolademousse over vier *coupes* of doe deze in een grote *serveerschaal* en laat de massa opstijven in de *koelkast*.
Garneer de coupes met een beetje sinaasappelrasp of een flinter dun sinaasappelschilletje en een muntblaadje.

PERSOONLIJKE ERVARINGEN

Wat een verschil met 6 weken geleden, bovendien kijk ik terug op een groot feest.
Dit is toch geen kwestie van volhouden, maar van levenskunst!
Hier 'teken' ik helemaal voor!
Ik denk niet dat daar nog een groepsdiscussie voor nodig is.

Fitheid / conditie:

Gewicht / omvang / maten:

Algemeen welbevinden:

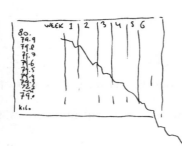

Bijzonderheden / opmerkingen:

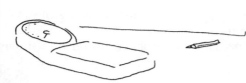

OP NAAR FASE II

OP NAAR FASE II

Verrassend was het om te ontdekken dat ik in gesprekken met anderen me pas bewust werd dat ik een aantal gerechten 2 maanden (fase I) niet meer gegeten -maar ook nauwelijks gemist had.
Het natuurlijk de kunst om na fase I, met name de gerechten die u wel gemist heeft zodanig aan te passen dat ze weer passen in de Methode Montignac, fase II is tenslotte de rest van ons leven en dat betekent volop gastronomisch genieten .... elke dag.
Belangrijk uitgangspunt voor fase II is dat u kwalitatief goede producten eet. Goede koolhydraten en goede vetten worden niet (altijd) meer strikt gescheiden.
Zelf vond ik die overgang best wel moeilijk. Ik kon me niet voorstellen dat ik weer 'gewoon' alles kon combineren.
In het begin heb ik dat dan ook rustig opgebouwd door wat olie of vet toe te voegen aan een koolhydraatgerecht en omgekeerd aan een eiwit-vetmaaltijd een kleine portie goede koolhydraten toe te voegen.
Enkele favoriete voorbeelden van het soort gerechten uit die tijd zijn:
- peulvruchten met groenten gebakken in olijfolie en wat geraspte kaas
- maaltijdsoepen met stukjes kip of rundvlees
- goulasj met veel groenten en zilvervliesrijst
- volkorenpasta met pesto, ham en olijfolie

Op de een of andere manier heb ik me tijdens fase I andere bereidingswijzen eigen gemaakt en zijn mijn smaak en de daarop gebaseerde voedselkeuze enigszins veranderd.
Hier enkele voorbeelden van 'oude' vertrouwde bakrecepten die ik aangepast heb door i.p.v. bijvoorbeeld witte bloem, volkorenmeel te gebruiken en suiker te vervangen door fructose.
Ook geef ik een recept van 'homemade' bonbons:
- pizza's
- vruchtenvlaai
- Franse taart met seizoensfruit
- zoetigheden bij de koffie

Andere lekkere en gezonde gerechten voor fase I en II vindt u in de andere receptenboeken voor de Methode Montignac.
Zoals u weet zijn in fase II ook grote overtredingen 'toegestaan'. Een portie frites, een stokbroodje gezond of een portie roomijs behoren dan weer tot de mogelijkheden die af en toe zijn toegestaan. U kunt de glycemische index 'middelen' door tegelijkertijd een voedingsmiddel met een lage glycemische index te eten.
Een kleine portie frites met een grote salade is daar een goed voorbeeld van.

OP NAAR FASE II

PIZZA
(voor 2 pizza's, doorsnee ca. 24 cm of 1 bakplaat)

De bereiding van pizza neemt enige tijd in beslag.
Het maken van het deeg en de ingedikte tomatensaus voor de vulling duurt tenminste 1 uur.
De saus kunt u ook van te voren al maken.
Wanneer u het deeg met de keukenmachine maakt of in uw broodautomaat volg dan de aanwijzingen voor gistdeeg bij uw machine.
Hier beschrijf ik het bereiden van gistdeeg met de hand.

Ingrediënten Voor het deeg:
15 gram gist
1 dl lauwwarm water
300 gram volkorenmeel
1 theelepel zout
4 eetlepels olijfolie

Werkwijze
Doe de **gist** *met het* **water** *in een bakje* en laat dit ca. 10 minuten staan, de gist gaat nu enigszins schuimen.
Zeef in een kom het **volkorenmeel** met het **zout** en maak in het midden een kuiltje. Giet daarin het gistpapje en meng het meel beetje bij beetje door de gistoplossing.
Voeg ook de **olijfolie** toe en kneed het geheel tot een soepel deeg, dat gemakkelijk loslaat van de rand van de kom. Voeg indien nodig wat extra meel toe.
Vorm een bal (of 2 ballen) van het deeg en laat deze op een warme plaats onder een doek rijzen (het volume verdubbelt praktisch).
Rol het deeg uit en bekleed er de **bakplaat** of 2 **pizzavormen** mee. Laat het uitgerold deeg nog ca. 10 minuten narijzen.
Verwarm de *oven* voor op 180 °C.

Ingrediënten Voor de tomatensaus [1]:
2 eetlepels olijfolie
2 tenen knoflook, fijngehakt
1 grote rode ui, kleingesneden
1 kilo rijpe trostomaten of pommodori, in stukjes gesneden
of 1 literblik gezeefde tomaten
2 paprika's, in blokjes gesneden
1 bouquet garni: takje tijm, oregano, rozemarijn en laurierblad met touwtje samen gebonden
1 (groenten)bouillonblokje
peper & zout

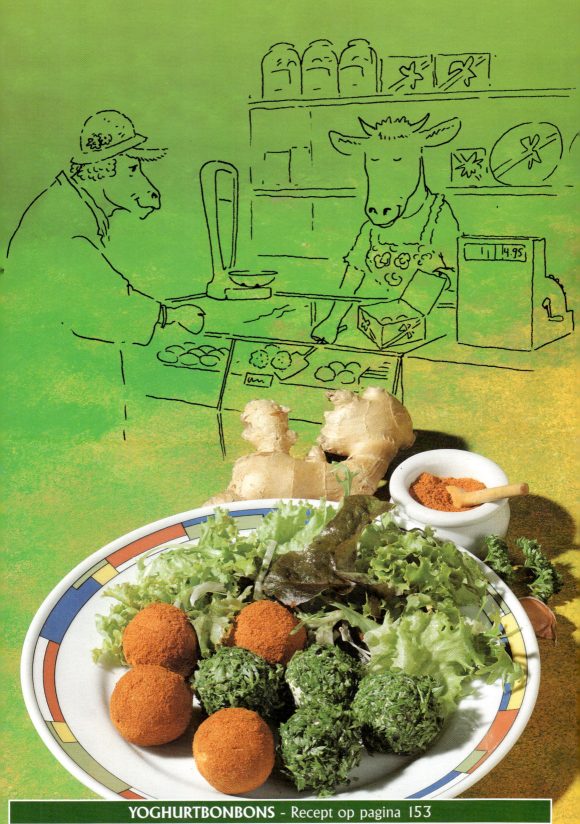

YOGHURTBONBONS - Recept op pagina 153

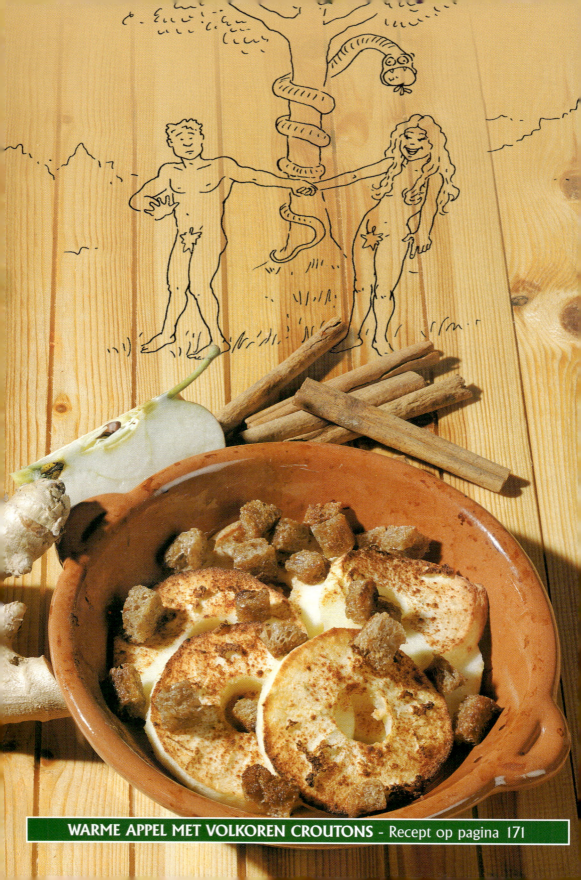

WARME APPEL MET VOLKOREN CROUTONS - Recept op pagina 171

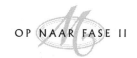

OP NAAR FASE II

Werkwijze
Verhit in de *braadpan* de **olijfolie** en fruit daarin de **knoflook** en de **ui**.
Voeg de **tomaten** en de **paprika's** toe en roer alles goed door elkaar, voeg zonodig een beetje water toe.
Voeg het **kruidenbuiltje** en het **bouillonblokje** toe, doe een deksel op de pan en laat de saus tenminste 1 uur op laag vuur zachtjes stoven. Als de saus onvoldoende ingedikt is laat deze dan nog even indikken zonder deksel. De saus heeft nu de dikte van een puree.
Laat de puree enigszins afkoelen en bestrijk daarmee de ongebakken pizzabodem.

Daarna kunt u de pizza op allerlei manieren 'beleggen'.
Voorbeelden van pizzabeleg:
- plakken tomaat
- plakken (rode) ui
- plakjes paprika
- plakjes olijven
- plakken rauwe of gekookte ham
- plakken salami
- plakken mozzarella
- garnalen
- mosselen
- ansjovis
- tonijn uit blik

Wat betreft de vulling zijn veel combinaties mogelijk.
Tomaat en rode ui als basis zijn zeer geschikt. Daarna kunt u de pizza afwerken met kaas, vleeswaren of vis.
Geef er eventueel wat geraspte kaas apart bij.
Bak de pizza in 25 tot 30 minuten gaar, bruin en knapperig.

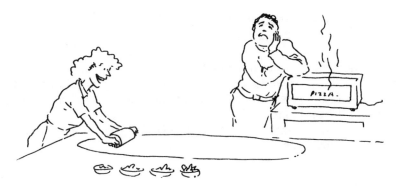

(1) Als u geen tijd heeft voor het zelf bereiden van de tomatensaus kunt u ook kant-en-klaarsaus kopen. Er zijn diverse merken (o.a. Montignac) tomatensaus, waarvan de samenstelling o.k. is.

OP NAAR FASE II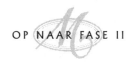

VRUCHTENVLAAI

Voor 1 vlaai heeft u de helft van het hiervoor beschreven pizzadeeg nodig.
De olijfolie kunt u vervangen door 1 eetlepel boter.
Voeg -indien gewenst- 1 dessertlepel fructose toe bij de bloem en het zout en verwerk dat door het deeg.

Ingrediënten   *Voor de vulling van een appelvlaai:*
4 appels (goudreinet), in partjes gesneden
citroensap
1 eetlepel fructose

Werkwijze
Breng de stukjes **appel** met een beetje **citroensap** aan de kook, in een *pan* op het fornuis of in een *magnetronschaal* in de magnetron.
Kook de appel bijtgaar en roer er de fructose door.
Het resultaat is een appelmoes met kleine stukjes appel erin.

Ingrediënten   *Voor de vulling van een abrikozen- of pruimenvlaai:*
½ pot abrikozen- of pruimenjam*

Werkwijze
Verwarm de *oven* voor op 160 °C.
Bekleed met het dun uitgerolde deeg een *bakvorm* voor vlaaien en verdeel er de appelmoes, de abrikozen- of pruimenjam over.
Bak de vlaai in circa 20 minuten bruin en knapperig.

FRANSE TAART MET SEIZOENSFRUIT
(voor 2 taartjes)

Het deeg voor deze taart moet tenminste 2 uur rusten in de koelkast alvorens u het verder kunt verwerken en afbakken. Het mag ook langer. Het deeg is in de koelkast -mits binnen de houdbaarheidsdatum van de boterzeker een dag of 4 houdbaar.
Het is even wennen, de taart ziet er wat grauwer uit, dan u gewend bent, maar de smaak is uitstekend.

OP NAAR FASE II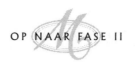

Ingrediënten 250 gram volkorenmeel
1 theelepel zout
2 eetlepels fructose
125 gram ijskoude boter, in blokjes gesneden
1 ei
3-4 eetlepels ijskoud water
boter of olie om het bakblik in te vetten

Als vulling kunt u verse seizoensvruchten gebruiken.
Per taart kunt u dan kiezen uit de volgende mogelijkheden:
- 3-4 peren, in partjes gesneden
- 3-4 appels, in partjes gesneden
- 500 gram verse pruimen, zonder pit en gehalveerd
- 500 gram verse abrikozen, zonder pit en gehalveerd
- 500 gram nectarines, zonder steen en in partjes gesneden
- eventueel een eetlepel fructose
- 2 eetlepels geschaafde amandelen

Werkwijze [2]

Doe het **meel** in een ruime *schaal* vermeng het met het **zout** en de **fructose**. Maak een kuiltje in het midden en leg daarin de blokjes **boter** en meng deze samen met het **ei** en het **water** snel tot een deeg. Druk deze samen tot een stevige bal.
Druk deze bal deel nog eens uit elkaar en klap hem weer samen.
Verdeel het deeg in 2 porties en leg deze verpakt in plastic folie tenminste 2 uur in de koelkast.
Verwarm de *oven* voor op 180 °C.
Bestrooi het werkblad met wat meel en wrijf ook de deegrol in met meel.
Rol een bal deeg heel dun uit.
Bestrijk een *taartvorm* met **boter** of **olie** en bekleed deze met de lap deeg.
Snijd de overhangende randen af.
Verdeel de **gewenste vulling** over de bodem, strooi er eventueel wat **fructose** en **geschaafde amandelen** over en bak de taart in circa 30 minuten bruin en knapperig.

(2) Ik beschrijf hier het deeg maken weer met de hand. Dit deeg is in een 'handomdraai' gemaakt met de keukenmachine, volg in dat geval de aanwijzingen bij uw machine.

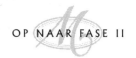 OP NAAR FASE II

QUICHE LORRAINE

Wanneer u de fructose weglaat uit het 'taart'deeg is dit ook geschikt voor een knapperige uientaartje uit de Elzas.
Voor een bakplaat heeft de totale hoeveelheid deeg nodig.

Ingrediënten

Voor de vulling:
100 gram mager ontbijtspek, in kleine blokjes gesneden
2 eetlepels olijfolie
2 tenen knoflook, fijngehakt
3 (rode) uien, in ringen gesneden
100 gram geraspte belegen kaas
olie om de bakplaat in te vetten

Werkwijze
Bereid het deeg en laat het de aangegeven tijd rusten.
Verwarm de *oven* voor op 180 °C.
Verhit in de *koekenpan* of *wok* de **olijfolie** en bak daarin de **spekblokjes** uit.
Voeg de **knoflook** en de **uien** toe, roer alles goed door elkaar.
Doe een deksel op de pan en bak de uien op laag vuur in circa 10 minuten zacht en glazig. Laat de vulling enigszins afkoelen.
Rol het deeg uit en bekleed daarmee de ingevette *bakplaat*.
Bak het deeg circa 10 minuten voor.
Verdeel de vulling over het deeg en strooi er de kaas over.
Bak de quiche daarna in circa 25 minuten bruin en knapperig.

ZOETIGHEDEN BIJ DE KOFFIE of THEE

Hier geef ik een aantal recepten voor kleine zoetigheden, op basis van chocolade. Het spreekt voor zich dat de chocolade die u hiervoor gebruikt tenminste 70% cacaomassa bevat.

MASCARPONE BONBONS
(voor circa 20 stuks)

Ingrediënten

100 gram chocolade >70% cacaomasssa
1 bakje (250 gram) mascarpone
20 papieren bonbonbakjes om de bonbons in te doen

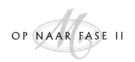

OP NAAR FASE II

Werkwijze
Hak circa 20 gram van de **chocolade** in zeer kleine stukjes en houd deze apart.
Doe de rest van de chocolade in een *magnetronschaaltje* en smelt de chocolade in de *magnetron*. Dat duurt circa 1 minuut op vol vermogen (800 Watt).
Roer in een *kom* de **mascarpone** los en roer er de gesmolten **chocolade** door, zorg dat de chocolade goed gemengd is met de mascarpone. Roer er tot slot de kleine **stukjes chocolade** door.
Vorm van dit mengsel met twee dessertlepels kleine 'balletjes' en leg die op een schaal of in een papieren bonbonbakje. Laat ze in een afgesloten bakje kort opstijven in de koelkast, daar blijven ze afhankelijk van uw zelfbeheersing en -mits binnen de houdbaarheidsdatum van de mascarpone- zeker een dag of 3 goed.
Laat de bonbons voor u ze eet wel eerst op kamertemperatuur komen.

CHOCO-AARDBEIEN
(voor 20 stuks)

Ingrediënten   20 grote aardbeien, rijp en onbeschadigd en met kroontje
200 gram chocolade >70% cacaomassa, in stukjes verdeeld

Werkwijze
Verwijder -indien nodig- met een stukje *keukenpapier* het zand van de **aardbeien**.
Doe de stukjes **chocolade** in een *magnetronschaaltje* en smelt de chocolade in de *magnetron*. Dat duurt circa 2 minuten op 800 Watt.
Houd de aardbeien vast bij het kroontje en wentel deze voorzichtig door de gesmolten chocolade en leg ze op een *platte schaal* om af te koelen en op te stijven.
Bereid de aardbeien niet langer dan enkele uren voor gebruik. Ze geven op den duur wat vocht af waardoor ze aan schoonheid verliezen.
Om te voorkomen dat ze aan de schaal blijven plakken gebruikt u bakfolie of vetvrij papier.

VARIANT: CHOCO-PRUIMEN
In plaats van aardbeien kunt u ook pruneaux [3] gebruiken. Gebruik in dat geval pruimedanten zonder pit. Als u eerst de pitten moet verwijderen is het resultaat minder 'mooi'.

(3) Pruneaux zijn gedroogde pruimen die zonder vooraf te wellen ook zacht en eetbaar zijn.

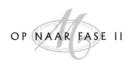

OP NAAR FASE II

ABRIKOZENPUNTEN
(voor 4 stuks)

Ingrediënten 4 sneden extra grof volkorenbrood
4 eetlepels abrikozenjam*
50 gram chocolade, gesmolten

Werkwijze
Verwarm het *tosti-ijzer* voor.
Besmeer 2 sneden **brood** met de **abrikozenjam** en dek ze af met de andere sneden.
Druk ze stevig op elkaar en bak ze in het tosti-ijzer.
Snijd ze daarna diagonaal doormidden en doop de punten in de gesmolten **chocolade**.
Bij een kopje koffie, doen deze abrikozenflappen niet onder voor een appelflap.

VARIANT: PRUIMENPUNTEN

In plaats van abrikozenjam kunt u ook **pruimenjam*** gebruiken. De werkwijze blijft hetzelfde.
Als u niet over een tosti-ijzer beschikt, kunt u het brood ook roosteren en daarna besmeren en in de chocolade dopen. Het brood blijft op die manier alleen minder lang warm.

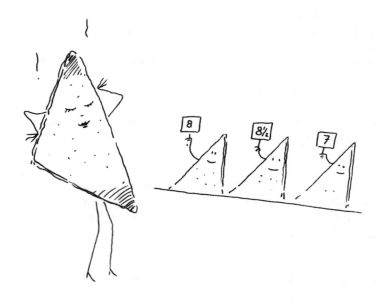

BIJLAGE: HULPMIDDELEN / WERKBLADEN

HULPMIDDELEN / WERKBLADEN

Om het consequent en op correcte wijze toepassen van de uitgangspunten van de Methode Montignac te vergemakkelijken zijn er een aantal werkbladen ontwikkeld. Met behulp hiervan kunt u oefenen c.q. controleren of u op de juiste wijze te werk gaat.

1: VOEDINGSMIDDELEN INDELEN
Op dit blad zijn een aantal veelgebruikte voedingsmiddelen genoemd die u moet indelen naar koolhydraten (goede/slechte) en vetten (goede/slechte) en voedingsmiddelen die min of meer neutraal zijn en die u zowel met goede koolhydraten als met goede vetten kunt combineren.
Als u het niet zeker weet, plaats dan een kruisje in het hokje onder het vraagteken.
U kunt dan met behulp van de aanwijzingen uit dit boek en/of de Nederlandse Voedingsmiddelentabel deze dan opzoeken en alsnog invullen.

2: VOEDINGSMIDDELEN INDELEN
Op dit blad kunt u de voedingsmiddelen op eenzelfde manier indelen die u graag en vaak eet. U weet dan snel of u ze op de juiste wijze combineert.

3: GERECHTEN INDELEN NAAR MAALTIJDEN (Fase I)
Op dit blad worden een aantal gerechten/voedselcombinaties genoemd die u kunt indelen naar koolhydraat- of vetmaaltijd in fase I. Ook worden er een aantal combinaties genoemd die in Fase II horen.

4: GERECHTEN INDELEN NAAR MAALTIJDEN
Op dit blad kunt weer oefenen met de gerechten die u graag en vaak eet. Het kan u helpen bij het nemen van de juiste beslissingen.

5: DE ETENSTIJDEN
Met behulp van dit blad kunt u controleren of de tijden tussen de maaltijden voldoende zijn en of u de scheiding in koolhydraten en vetten consequent toepast.

In de eerste kolom vult u het tijdstip in wanneer u gegeten heeft.
In de tweede **of** derde kolom vult u in wat u op dat tijdstip gegeten heeft.
Moet u bij hetzelfde tijdstip in beide kolommen een voedingsmiddel invullen dan betekent het, dat u de scheiding van koolhydraten en vetten tijdens die maaltijd niet helemaal correct heeft toegepast. In de laatste kolom vult u in wat u gedronken heeft op de diverse tijdstippen.

BIJLAGE: HULPMIDDELEN / WERKBLADEN

WERKBLAD 1: VOEDINGSMIDDELEN INDELEN

Voedingsmiddel	Goede kh G.I.<50	Slechte kh G.I.>50	Goede vetten	Slechte vetten	Neutraal	???
gekookt ei						
bruin stokbrood						
slasoorten						
magere kwark (uitgelekt)						
champignons						
biefstuk tartaar						
watermeloen						
harde salami						
nieuwe haring						
rauwe wortel						
peultjes						
snijbonen						
eendenborst						
karbonade						
tuinbonen						
gekookte wortel						
appel						
aardbeien						
20+ kaas						
zachte geitenkaas						
zwitserse strooikaas						
gerookte kip						
volle yoghurt (uitgelekt)						
avocado						

BIJLAGE: HULPMIDDELEN / WERKBLADEN

WERKBLAD 2: VOEDINGSMIDDELEN INDELEN

Voedingsmiddel	Goede kh G.I.<50	Slechte kh G.I.>50	Goede vetten	Slechte vetten	Neutraal	???

BIJLAGE: HULPMIDDELEN / WERKBLADEN

WERKBLAD 3: GERECHTEN INDELEN NAAR MAALTIJDEN (FASE I)

Naam gerecht / voedingsmiddel	Kool-hydraat-maaltijd	Vet-maaltijd	Fase II	???
gekookt ei met tomaat en komkommer				
volkorenbrood met magere kwark en strooikaas				
biefstuktartaar met salade en vinaigrette				
gekookte sperzieboontjes en zilvervliesrijst				
slagroom met aardbeien				
roergebakken groenten				
bruine bonen met gebakken prei en geraspte kaas				
nasi				
vegetarische pizza				
volkorenpasta met champignons en zwitserse strooikaas				
salade met magere yoghurtdressing				
gekookte linzen met tomaat en uien				
gebakken quorn met courgette en tomatensaus				
chocolade >70% cacaomassa				
gebakken groenteschotel uit de wok				
zuurkool met gerookte runderworst				
volkorenpasta met pesto en olijfolie				
avocado met garnalenmayonaise				
Montignackoekjes				

BIJLAGE: HULPMIDDELEN / WERKBLADEN

WERKBLAD 4: GERECHTEN INDELEN NAAR MAALTIJDEN (FASE I)

Naam gerecht / voedingsmiddel	Kool-hydraat-maaltijd	Vet-maaltijd	Fase II	???

BIJLAGE: HULPMIDDELEN / WERKBLADEN

WERKBLAD 5: OVERZICHT VOEDINGSMIDDELEN & ETENSTIJDEN

Tijd\Maaltijd	Koolhydraat-maaltijd	Vet-maaltijd	Drinken
uur			
ontbijt uur			
uur			
lunch uur			
uur			
avondeten uur			
uur			

INDEX: DE GERECHTEN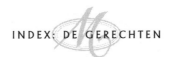

DE GERECHTEN

A

Abrikozenjam	40
Abrikozenpunten (fase II)	246
Aioli	43
Andijvie met knolselderij	167
Andijviestamppot	167
Ansjovis met kip	199
Ansjovisdressing	99
Appel-selderijpannenkoek	205
Appeltaart zonder deeg	137
Appeltjes uit de oven	137
Aubergine met geitenkaas	121
Auberginerolletjes uit de oven	217
Aubergines 'gevuld' met uiengehakt	57
Aubergines met kip aan het spit	155

B

Biefstuk met groene pepersaus	179
Bleekselderij met komijnekaas	223
Bleekselderij met kruidenkaas	71
Bleekselderij met rosbief	55
Bleekselderijsalade met kaas	139
Bloemkoolsalade met feta	161
Bodemloze quiche loraine	235
Broccoli met gehaktbrood	101
Broccoli met kip uit de wok	65

C

Canneloni met aubergine	217
Champignon-preisaus	109
Champignons & ijsbergsla	63
Champignons met groenterijst	79
Champignons met spiegeleieren	147

INDEX: DE GERECHTEN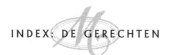

Champignonsalade met courgette	203
Choco-aardbeien (fase II)	215
Choco-aardbeien (fase II)	245
Chocomousse	237
Chocopruimen (fase II)	245
Chorizo met groene kool	163
Citroendressing	135
Courgette & zuurkool	236
Courgette met kaas	105
Courgette met kip uit de oven	85
Courgette roergebakken met paprika	131
Courgette-champignonsalalade	203

E

Ei met paprika uit de oven	53

F

Feta met bloemkoolsalade	161
Feta met spinaziesalade	49
Franse taart (fase II)	179
'Frites'	242

G

Gado gado	183
Garnalen met witlof	211
Geblancheerde peer met vanillekwark	189
Gedroogde tomaatjes met hüttenkäse	55
Gegrilde visfilet met tapenade	193
Gehakt met aubergines	57
Gehaktballen met bloemkool	204
Gehaktbrood met kruidenvulling	91
Gekookte ham met stoofsla	223
Gele paprikasoep	165
Gerookte eendenborst op salade	213
Gerookte kaas met basilicum	195

INDEX: DE GERECHTEN

Gerookte sprotjes met veldsla	73
Gevuld rundvlees	215
Gevulde courgette met 2 kazen	105
Gevulde rosbiefrolletjes met bleekselderij	55
Gevulde tomaat met kruidenkwark	77
Gevulde tomaat met tzatziki	219
Griekse salade met feta	113
Griekse yoghurt	115
Groene groenterijst met champignons	79
Groene kool met chorizo	163
Groene pepersaus	179
Groene soep	227
Groentepasta met hamsaus	173

H

Hamsaus met groentepasta	173
Haring-radijssalade	118
Hollandse geitenkaas op aubergine	121
Hüttenkäse met gedroogde tomaatjes	55
Hüttenkäse met tonijn	103

I

IJsbergsla & champignons	63

J

Jam van gedroogde vruchten	40
Jam van rode vruchten	39
Jam van verse vruchten	39

K

Kaas met bleekselderijsalade	139
Kaas met courgette	105

INDEX: DE GERECHTEN

Kaasrolletjes	87
Kaasrolletjes met kruiden	157
Kabeljauwmoten met venkel	75
Kalkoensaltimbocca	131
Kip aan het spit op aubergines	155
Kip in aspic met rauwkost	149
Kip met ansjovis	199
Kip met broccoli uit de wok	65
Kip met courgette uit de oven	85
Knolselderij met spek en andijvie	167
Komijnekaas met bleekselderij	223
Komijnekaasrolletjes	87
Komkommer met salami	141
Komkommerboterhammen	204
Komkommersla	109
Konijn	236
Koolrabi'frites'	179
Koolrabistamppot	93
Koolsalade met Parmaham	191
Korianderpasta	45
Koude tomatensoep	83
Kruidenazijn	44
Kruidengehakt	91
Kruidenkaas met bleekselderij	71
Kruidenkaasrolletjes	157
Kruidenkwark	125
Kruidenkwark in tomaat	77
Kruidenmayonaise	233
Kruidenolie	44
Kruidenpasta's	45

L

Lamshaasjes met venkel	151
Lentse bloemkool & gehaktballen	204
Linzen met tomatensaus en volkorenpasta	61
Linzenschotel met venkel	169
Linzenstamppot met selderij	95

INDEX: DE GERECHTEN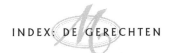

M

Maaltijdsoep met balletjes	120
Maaltijdsoep met zilvervliesrijst	159
Magere (vanille)kwark met geblancheerde peer & chocorasp	189
Magere kwark met frambozendiksap	207
Mascarpone bonbons (fase II)	245
Mayonaise	43
'Minestrone'soep	207
Moussaka	113
Mozzarella met tomaat	69

O

Omelet met zuring	89
Ovenschaaltje van restanten	225

P

Paddestoelenrijst	221
Paksoy met sperzieboontjes	223
Paprika met ei uit de oven	53
Paprika met eiersalade	231
Paprika roergebakken met courgette	131
Paprika's met tonijnvulling	181
Paprikasoep	165
Parmaham met koolsalade	191
Pasta met champignon-preisaus & komkommersla	109
Pasta met rode saus	229
Pasta met tomatensaus en linzen	61
Pesto	45
Peultjes met prei	193
Pittige spiegeleieren met champignons	147
Pizza (fase II)	240
Prei met peultjes	193
Prei met shitaki's	177
Pruimenjam	40
Pruimenpunten (fase II)	246

INDEX: DE GERECHTEN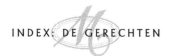

Q

Quiche loraine zonder deeg	235
Quiche Lorraine (fase II)	244

R

Radijssalade met haring	118
Ratatouille met balsamico	189
Rauwkost met citroendressing	135
Rauwkost met kip in aspic	149
Rauwkost met yoghurtdressing	197
Restanten	225
Rijst met (gedroogde) paddestoelen	221
Roerbak kip	65
Roergebakken courgette en paprika	131
Rood zomerfruit	229
Rosbief gevuld met bleekselderij	55
Runderroulade met groentevulling	215

S

Salade met ansjovisdressing	99
Salade met feta	113
Salade met gerookte eendenborst	213
Salade met yoghurtbonbons	153
Salade van spinazie en feta	49
Salami met komkommer	141
Saltimbocca	131
Selderij-linzenstamppot	95
Selderijpannekoek met appel	205
Shitaki's met prei uit de oven	177
Snelle chocomousse	237
Snijbonen met uitgebakken spek	51
Sorbet van verse pruimen	221
Spek met snijbonen	51
Sperzieboontjes met paksoy	223
Spinaziesalade met feta	49
Spitskool met balsamico	143
Spitskool met cardamom	185

INDEX: DE GERECHTEN

Spitskool uit de wok	69
Stamppot van koolrabi	93
Stamppot van selderij en linzen	95
Stoofsla met gekookte ham	223

T

Tapenade	193
Tartaarworst met witlof	91
Tomaat met Mozzarella	69
Tomaten-komkommersla	233
Tomatensaus met linzen en volkorenpasta	61
Tomatensoep	83
Tonijn met hüttenkäse	103
Tonijn met paprika's	181
Truffelolie	44
Tzatziki	219
Tzatziki met volkorencrackers	187

U

Uiengehakt met aubergines	57

V

Veldsla met gerookte sprotjes	73
Venkel met kabeljauwmoten	75
Venkel met lamshaasje	151
Venkel uit de magnetron	201
Venkel-linzenschotel	169
Verse pruimensorbet	221
Vinaigrette	42
Volkoren 'flappen'	97
Volkorenbrood	123
Volkorencroutons met warme appel	171
Volkorenpasta met tomatensaus en linzen	61
Vruchtenvlaai (fase II)	242

INDEX: DE GERECHTEN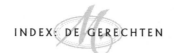

W

Warme appel met volkorencroutons	171
Warme paprika's gevuld met ei	53
Witlof met tartaarworst	91
Witlofschuitjes met garnalen	211
Witlofschuitjes met hüttenkäse en gedroogde tomaatjes	55

Y

Yoghurtbonbons op salade	153
Yoghurtdressing	197

Z

Zelfgemaakte pâté	127
Zuringomelet	89
Zuurkool & courgette	236

INDEX: TIPS BIJ DE RECEPTEN

TIPS BIJ DE RECEPTEN

Week 1

de zaden verwijderen in spaanse peper	56
invriezen	60
variatie	70

Week 2

koude tomatensoep	84
voorbereiden	84
gemengde salade	84
opgerolde kaasplakken snijden	86
strak gehaktbrood	90
koolrabistamppot in de Römertopf	92
pan met anti-aanbaklaag	94
runder-of rookworst	96
volkorenflappen uit de broodrooster	96
sauzen binden	108
simpele moussaka	110

Week 3

ananasslicer	118
soep invriezen	118
geplette of gebroken tarwe	122
rogge	122
haver	122
hartige kruidenkwark	124
pâté binden	126
saltimbocca anders	130
versneld ontdooien	134
blancheren in de magnetron	138

INDEX: TIPS BIJ DE RECEPTEN

Week 4

pittig ontbijt-/lunchgerecht	146
rauwkost	148
lamshaasje	150
versneld zuivel laten uitlekken	152
exotisch getinte kip	154
dubbele porties	158
koolsalade	162
steeltjesstamppot	164
posteleinstamppot	164
groentepasta	172
nieuw elan geven	172

Week 5

gedroogde shitaki's	176
groentefrites	178
pittig ontbijt of lunch	180
gado gado	182
oosters jasje	184
lekker in grote hoeveelheden	188
tapenade	190
verpakking koolsalade	190
gerookte kaas	194

Week 6

kaasbrokjes	210
choco-aardbeien	210
runderroulade	214
yoghurt uitlekken	218
invriezen	220
ijsmachine	220
pruimenijs	220
koolhydraatmaaltijden	226
onvoorziene omstandigheden	234

INDEX: PRODUCTINFORMATIE BIJ DE RECEPTEN

PRODUCTINFORMATIE BIJ DE RECEPTEN

Week 1

ontbijtgranen	48
verzadigde vetzuren	50
olijfolie	52
extra vierge (virgin)	52
vierge (virgin)	52
zongedroogde tomaten	54
paprikapoeder	56
appelstroop	58
etiketten lezen	58
aardbeien	58
Zwitserse strooikaas	60
gedroogde peulvruchten	60
gepasteuriseerd eiwit	66
Mozzarella	68
basilicumblaadjes	68
kappertjes	74
broodje gezond	78

Week 2

fructose	82
groene kruiden	84
komijnekaas	86
rundergehakt	94
peulvruchten	94
diksap	96
alfalfa	98
hüttenkäse	102
feta	104
Griekse yoghurt	114

Week 3

mierikswortel	118
radijsjes	118
uitmalingsgraad	118

INDEX: PRODUCTINFORMATIE BIJ DE RECEPTEN

Week 4

fond	150
maiskip	154
kummel	162
sesamolie	162
kikkomansaus	162
kippebouillon	164
kalfsbouillon	164
runderbouillon	164

Week 5

shitaki's	176
pinda's	182
boemboe	182
truffelolie	194
kruidenbuiltje	198
bouquet garni	198
Lentse bloemkool	202
limabonen	206
gedroogde peulvruchten	206

Week 6

avocado	210
gerookte eendenborst	212
gedroogde paddestoelen	220
Zwitserse strooikaas	220
nitriet	230

INDEX: MONTIGNAC AANWIJZINGEN BIJ DE RECEPTEN

MONTIGNAC AANWIJZINGEN BIJ DE RECEPTEN

Week 1
fruit	48
tijden tussen de maaltijden	48
wijn	50
honger	50
koffie	52
kaasplankje	54
insuline	62
verhouding koolhydraat- en vetmaaltijden	62
rauwe wortels	68

Week 2
lege maag	82

Week 3
goede vetten	118
volkorenbrood	120
gedroogde pruimen	126
ontbijt	128
afslankproces	132

Week 4
chocolade	148
evenwicht tussen koolhydraatmaaltijden en eiwit-vetmaaltijden	158
noten	168
gekookte peulvruchten	168
pasta's	172
pastasauzen	172

Week 5
oosters eten	182
chocolade	186
gare appel	202

INDEX: MONTIGNAC AANWIJZINGEN BIJ DE RECEPTEN

Week 6

overtreding	210
verhouding koolhydraatmaaltijden eiwit-vetmaaltijden	226
eranderingen	230
streefgewicht	234
wijnbeleid	234

INDEX: PERSOONLIJK OPMERKINGEN BIJ DE RECEPTEN

PERSOONLIJK OPMERKINGEN BIJ DE RECEPTEN

Week 1

Methode Montignac	48
lunchpakket	48
karnemelk	48
aperitief	54
appel	58
lunchpakket	62
trek en energie	62
lunch	66
regelmaat	66
voorbereiding	70
verse vis	74
koffie	76
fruit vóór de koolhydraatmaaltijd	76

Week 2

vers sap	82
boodschappen doen	82
uitgelekte kwark	82
rode wijn	84
vooraf en toe	90
aardappels	92
sla	94
fruit	94
lunchbox	94
voorbewerkte peulvruchten	94
vanillekwark	96
onnodige frustraties	98
belangstelling, jaloers	98
bonenkruid	104
choqueren	106
invasie	110
jonge boerenkaas met groene pepertjes	112
overtreding	114

INDEX: PERSOONLIJK OPMERKINGEN BIJ DE RECEPTEN

Week 3

zelfgebakken volkorenbrood	122
half uur wachttijd	128
drinken tussendoor	128
lunch buitenshuis	132
restaurantlunch	136
zakenlunch	136
tussendoortjes	138

Week 4

rood zomerfruit	146
verse aardbeien	146
frambozen	146
kip aan het spit	152
zoetekauw	158
thuislunch met collega's	164
courgettesalade	168

Week 5

ontbijtgranen met magere kwark	176
mais	176
biefstuk bakken	178
nostalgische maaltijd	178
uitslapen	180
opnieuw beginnen	186
meeneemlunch	186
feestmaal	190
ongewone kip	198
lunch in de trein	200
honger	202

Week 6

anders eten	210
canneloni	216
luie ovenschotel	224
streefgewicht	234
wijnbeleid	234

GASTRONOMIE EN VOEDINGSWAARDE MET DE LEVENSMIDDELEN VAN MONTIGNAC

Onder de naam Michel Montignac is een reeks voedingsmiddelen ontwikkeld die, op basis van de principes van de Methode Montignac, gewichtsbeheersing, gezondheid en gastronomie in zich verenigen. Het zijn authentieke producten, zonder suiker en met veel vezels; 'goede' koolhydraten met een lage glycemische index, volgens het basisprincipe van de Methode Montignac. Ook het aandeel onverzadigde vetzuren is hoog.

Onder de naam Michel Montignac worden ondermeer de volgende producten gebracht:
- Geroosterd volkorenbrood
- Pasta's op basis van volkorenmeel van biologisch verbouwde harde tarwe
- Chocolade met een cacaogehalte van 70% tot 85%
- Jams zonder toevoeging van suiker of andere zoetmiddelen
- Producten uit de Provence: ratatouille, gaspacho, vissoep
- Olijfolie extra vierge, biologisch geteeld
- Azijn Balsamique
- En verder: gedroogde vruchten, sojaproducten, andere sauzen enz.
- Wijnen

Wilt u nadere inlichtingen, maak dit dan kenbaar op de bijgesloten antwoordkaart, of neem contact op met:

- in België: Hygiëna Oostjachtpark 3   tel. (0)3 - 776 34 61
                 B-9100 St. Niklaas   fax (0)3 - 778 14 13

- in Nederland: Natudis b.v. Postbus 376   tel. (0)341 - 46 42 84
                 3840 AJ Harderwijk   fax (0)341 - 42 57 04

- in Frankrijk: New Diet - B.P. 250   tel. (0)1 - 479 35 959
                 F 92602 Asnières   fax (0)1 - 479 39 244